菌ケアで美しくなる

菌療

從養菌開始，腸活、美肌、瘦身、好睡

腸活にも、美肌にも、ダイエットにも！

下川穰／著

楊鈺儀／譯

前言

「為什麼家人中只有我為便祕和拉肚子問題苦惱呢？」

「我明明有確實做好肌膚保養了，為什麼青春痘就是好不了？」

「以前都沒怎樣的，為什麼突然就成了過敏體質……。我的身體還好嗎？」

許多人是不是都像這樣一邊懷抱著煩惱與不安，一邊卻又視而不見的繼續生活呢？那份煩惱與不安的原因或許就出在和你一起生活的菌上。

我先簡單地介紹我自己。我從事菌的研究・臨床工作已超過了十年。剛開始我只是個牙科醫師，當時是臨床醫師，每日面對著牙周病以及蛀牙的問題，思考著該如何做才能根治目前患者口腔中的蛀牙以及牙周病。之後，我學習了口腔症狀與全身疾病的相關性，任職腸內細菌以及專門研究遺傳因子的醫院理事長。從事皮膚疾病、腸道相關疾病與菌類關連性的研究・臨床。這時候我得知了有大量患者為著菌的平衡而苦惱著，同時親眼見證到有大量患者因控制了菌而改善症狀。

然後，我為了讓大家都能認識菌的平衡的重要性，也就是「養護好菌」是很普遍性的概念，在二〇一八年創立了「KINS」，對超過一萬人進行了肌膚、頭皮、腸內細菌平衡的檢測。在此之前，並未有人如此廣大且深入地去研究有關菌的一切，因此我是很自豪且自信的。

這樣的我只有一件事想告訴大家，那就是，只要能控制好菌，一切都會有所改善。說是能從根本解決掉你的煩惱與不安也不為過。

我打從心底希望，能為拿起這本書的各位，以及為各位所珍視的人盡上一份心力。同時，若各位能稍微了解與自己一起生存著的菌與菌的相關事項，那就太好了。

目次

菌到底是什麼？

第 2 章

育菌與腸活是斬不斷的關係

第 3 章 以菌為優先的飲食法

第4章

養護好菌，變成完美肌

第6章

敏感的口腔與陰道更需要養護好菌

第7章

利用「瘦菌」，順利瘦身

第8章

壓力與失眠，都能靠菌解決

序章

掌控美與健康的菌

毫無問題的強健肌膚、大口吃喝也不會胖的身體、光澤又豐潤的頭髮、平穩的心靈與深長的睡眠。處在自然狀態下也看起來很年輕又健康的人，以及明明小心翼翼又努力卻一直覺得不舒服的人。其中的差異，或許就出在菌的影響。

「有不舒服是很自然的」可以這樣想嗎？

「不斷重複著青春痘消失又長出來的循環。」

「無法改善肌膚粗糙。」

「便祕十多年了，一直都在吃藥。」

「經常會拉肚子，很怕外出。」

「明明沒有吃很多，肚子卻會發漲。」

「頭髮變細，掉髮變多了。」

「每天都有洗頭，但頭還是很癢。」

「明明都有好好刷牙，卻還是長蛀牙了。」

「工作一忙起來，陰道念珠菌的感染就會復發。」

「會因爲一點小事就煩躁不已。」

「不論吃多少，食欲就是停不下來。」

「難以入睡，而且睡眠很淺。」

在這之中，有幾個症狀是你覺得熟悉的？有沒有已經完全把過於慢性的不舒服視爲是理所當然的了呢？或許可能也已經完全忘記自己處於百分百健康狀態下的模樣了吧。

有新聞指出，全世界罹患慢性疾病的人似乎在暴增中，其所造成的經濟損失有四十七兆美元。工作表現下降、情緒低落、表情陰鬱，連四周的氣氛都陰沉沉的。

身體不舒服的人當然有去醫院，或是去藥局買藥，應該也都是有找尋相應的對策。可是就只是採用了擺脫當下困境的對症療法而已，一旦停藥，又會再重複同樣的問題。

實際上，我自己也是那樣的。我在三十歲時，就任醫療法人的理事長，因爲壓力而飽受腹瀉與突發性耳聾之苦。我的肌膚變得非常粗糙，花粉症也很嚴重，完全就是所有不適都一一跑了出來。可是我現在的症狀完全穩定下來了。我是怎麼克服的呢？關鍵字就是「菌」。實際上，在我工作的醫院中，看過許多爲慢性疾病所苦而來院的患者們，他們透過調整存在於身體內的菌平衡，狀態一天一天變好，而且在停藥後展露歡顏的模樣。

雖是眼睛所看不見的存在，但身體的「菌」卻會對健康造成影響。即便治療了腸道、肌膚、頭皮、口腔、陰道，卻仍不斷復發的問題；或是不用到要去醫院的各種不適；還有瘦身、睡眠到心靈健康等，不論好壞，都跟「菌」有關。

菌無法一言以蔽之是好是壞

對於美容及健康很敏感的女性來說，很常會聽到「腸活」這個詞。這指的是調整健康基本的腸道狀況的活動。應該不論老少，或多或少都會注意並去做這活動。因爲這個緣故，「菌活」似乎也稍微風行了起來。

雖然現在人們似乎才一點一滴認識到「也有對人體有幫助的菌」，但或許以前對菌的印象應該是「菌是不好的」，因爲具代表性的就是「細菌」。孩童時期，有人會告訴、教育自己：「髒兮兮的手上有很多細菌唷。」「要是摸了髒東西，就會沾上細菌喔。」而且在很受孩子歡迎的動畫中，菌也作爲壞人登場。檢索字典關於細菌的解釋是：「人體中有害菌類等維生物的俗稱。」沒錯，在細菌這種微生物中，包含著有害與無害的，說得更深入些，也含有許多人體所必須的微生物。

細菌與病毒是似是而非的兩種東西

日本是全世界出衆的清潔國家。住在其中的我們很擅長於衛生管理，從小時候起也有養成習慣去應對細菌。每天沖澡、勤懇地用肥皂或洗髮精洗滌、勤於打掃，會用空氣清淨機來除菌，像是這樣的人並不少見。而且現在因爲受到在全世界蔓延、讓我們深感苦惱卻未知的病毒的影響，我發現，大家似乎對「細菌」的反應變得很敏感。細菌與病毒兩者都是眼睛所看不見的微生物，一旦入侵體內，就會損害健康，也可能是會讓人類毀滅的威脅性存在——大家是否會有這樣的恐懼呢？

可是細菌與病毒是似是而非、完全不一樣的東西。細菌只要有水分與糖等營養素，就能複製、增加與自己相同的細菌。有的細菌大多是存在於我們的身體與食品中並引起疾病，但也有許多細菌對健康與舒適生活是很有用處的。另一方面，病毒的大小極小，只有細菌的五十分之一左右，而且病毒只能存活在人或動物的細胞中。病毒會在宿主的細胞內自行複製增生，然後感染其他生物，持續增加。就像大家所知道造成感冒、流感、新型冠狀病毒的原因那樣。說起來，病毒也不同於生物的概念，細菌與人類是類似親戚那樣親近的關係，但病毒是外星人。兩者間就是這種程度上的差異。

若是要說明病毒，就會遠離本書主題了，所以在此請先記得，細菌與病毒是不一樣的。不過，病毒與細菌意外地也有關連。我們爲了打造出不輸給病毒的身體，就必須讓腸內的免疫細胞正常運作，而掌握其中關鍵的，就是腸內細菌。在這個時代的環境有很多不穩定的因素，所以應該要透過聚焦在菌身上的生活來提高守護身體的力量。

只要調整好菌，就能消除各種不適？

這本書想要告訴大家的，並不是單純地補充好菌、去除壞菌、隨時保持清潔。在我們的身體中，本就具備著一直都有菌存在、與菌共存的機制，所以只要知道能順利控制這個機制的方法，就會減輕不適，狀態也會改善，像這樣的情況將會多不勝數。反之亦然。若是無法順利控制，就會造成不適。

想斬斷如一開頭所舉出那些連鎖問題的人，更是希望各位能知曉自己的身體菌的狀態，巧妙控制好菌。就當被騙也好，請從明天，不、就從今天開始，試著「養護好菌」。這麼做既沒有如使用藥物般的風險，若能繼續下去，也一定能得到很大的回報。

第 1 章

菌到底是什麼？

提到「菌」，大家都有什麼樣的印象呢？導致疾病或不適的原因，在潮濕陰暗地方增加的黴菌。或許都是這些負面印象。但其實，菌會守護我們的身體、讓肌膚變美麗、讓食物變美味，是讓我們健康、美麗又能舒適生活不可或缺的存在。

人體中約有一千兆個常在菌

我們的體內棲息有非常多的菌。各位知道這些菌平常都在做什麼嗎？答案很簡單。就是「在我們身體內吃著某種東西，產出其他種東西」。例如腸內細菌是吃「我們吃的食物」、肌膚表面的菌叢是吃「汗以及皮脂」。「兩歧雙歧桿菌（俗稱比菲德氏菌）」在我們的肚子裡吃著「寡糖」，製作出「維生素類」等；最近被稱做是「美肌菌」的「表皮葡萄球菌」會以皮脂爲養料，生出保濕成分的「甘油」，這些菌就是會做出這樣的循環。這些和人一起生存的菌被稱做「常在菌」，會帶給健康以及美容許多貢獻。

在此要問大家一個問題。從頭頂到腳趾，人體有多少數量的常在菌呢？三億個？這數字還差得遠了。十億？逐漸接近了。一百億個？挺接近了呢。正確答案是一千兆個。

這個問題是我在演講或SNS的直播上等說出來時保證會讓人感到有趣的話題，但卻很少有人能推估得出來。

再重複一次，這些菌會吃掉人類所攝取的營養或產生的產物，然後產生出新的東西來守護人類。其中也有不好的菌，也會因此而爲我們帶來困擾，但抑制這些壞菌使之無法積極活動，也是菌的作用。

逼近細菌與菌類的真面目

那麼，被我們稱之爲菌的東西有細菌與菌類這兩種不同的東西。大腸菌、乳酸菌、納豆菌是細菌，酵母、黴是菌類，兩種菌都不能單純地將之區分爲好或壞。

例如用專業用語稱呼爲「眞菌」的黴。念珠菌屬於眞菌的一種，在陰道、肌膚、口腔內確實會作惡，但用來做味噌及醬油的米麴菌以及起司的黴菌都是對美味來說不可或缺的存在。

若舉細菌爲例，則導致青春痘成因的痤瘡丙酸桿菌也是在毛孔中數量異常增加過多才作惡，但若完全都沒有卻也會因此而讓人困擾。就連被稱爲美肌菌的表皮葡萄球菌也是，若缺少了，痤瘡丙酸桿菌就會胡作非爲，但若要說使之不斷增加就好，接下來卻有可能會罹患被稱爲脂漏性皮膚炎的皮膚疾病。

腸道內棲息有五百～一千種、約一百兆個的細菌。其中有著好菌、壞菌，以及可以成爲那兩者之一的中性菌（或稱爲伺機菌、條件致病菌）。幾年前出版過一篇論文提到，被認爲如同是壞菌老大的細菌，能因其組成而有效緩解過敏症狀，所以壞菌、好菌的概念本身已經變得有些靠不住了。說到底，那些不過就是人類看法的分類方式，對這些菌來說，根本無關乎是好是壞。這些菌單純地就只是爲了活下去而一直在搶地盤罷了。

應該重視的是平衡，而非好．壞

假設腸內細菌的壞菌異常增加過多時就會便祕或在腸道內堆積有害物質，但壞菌並不會完全變沒有，在某種程度上反而是必要的。完全就是必要之惡。不論是哪種菌，只要一增加過多都不會是好事，總之重要的是維持菌的平衡。

而人體中本就具備有控制菌平衡的機能。因此，在一個聚落中，若有哪種菌一旦增加了，與之對抗的菌就會增加，以維持秩序。對人類來說，被稱做有用的乳酸菌會爲了守護自己而產生出乳酸，但接著，就會出現利用那些乳酸的菌。眞是很好的機制。

試著來用自然界做比喻吧。在森林中，熊會吃很多果實。若從產出果實的植物方來看，熊是壞菌。可是熊在森林中會把種子隨糞便排出。這麼一來，就能從中又形成會長成果實的循環。就局部來看，熊是不好的，但拉遠點用森林爲單位去看，熊也是播種者。只要調整好熊與樹木、果實的平衡，森林就會永保豐盛。

比起對症療法，控制好菌才是根本的照護

之前我們已經說明過，對人來說，體內有調整菌平衡的機能，但那是有條件的，亦即「要是健康的」。

而那樣的平衡會因爲無視人類機能採取行動的瞬間而崩壞。像是因爲W洗臉（洗兩次臉）而連必要的東西都洗掉太多、爲了提升血糖值而吃過多甜

食，導致成爲菌養料的皮脂增加、用太多界面活性劑或是抗生物質、最近爲了因應病毒，連必要的菌都除去了……。像這樣在非常日常的行動中，菌的平衡都會崩壞。

這是其中一例，但我們是在約四十年前就得知了造成青春痘的原因是痤瘡丙酸桿菌，從那時起，爲了殺死細菌，皮膚科開出了許多抗生素的處方。說起一直持續這行爲的結果就是，增加了對抗生素有抵抗力的痤瘡丙酸桿菌。菌是各自會取得平衡的存在，所以在殺死壞菌的對症療法中只能看到暫時性地解決效果。要從根本上去做解決，就必須要調查該人罹患青春痘的原因。

一輩子都在重複著權宜之計的對症療法會讓人感到厭煩吧。既然這樣，只要透過巧妙控制自己體內菌叢的養護好菌，自然地打造出會改善狀況的螺旋就好。不論是便祕、拉肚子、青春痘、肌膚乾燥、牙周病、口臭還是陰道念珠菌都一樣。要了解造成各種問題的關鍵菌，然後透過照顧、偶爾抑制那些菌來保持平衡。如何呢？是不是覺得似乎很單純又簡單呢？

用養護好菌的觀點來重新修正生活方式

我建議的「養護好菌」方法有各種各樣，指的不只是在腸內，還要讓棲息在全身的菌保持在最適度的狀態下，每天都過著很舒暢的日子。話雖這麼說，但大家應該還是很難做出想像來吧。

「養護好菌」的範圍非常廣，而且很多種多樣。除了飲食與肌膚保養，有時也會採用乍看之下讓人覺得毫無關連的插秧或森林浴。可是若不持續下去就沒有意義，所以在這本書中，我會告訴大家在不勉強的範圍能一邊享受一邊能每天做到的方法。

就某種意義上來說，我的養護好菌法或許很近似於「對菌友善的生活方式」這樣的觀念。比起說是方法，不如說是「價值觀」。

從下一章起，我將會介紹具體的方法。我們體內居住約上百種、一千兆個菌，但依著人體不同的部位，棲息其中的菌種也不一樣。因此，「根據想調整哪裡的菌，研究菌的方法會不同，也沒有固定做法」。請試著一邊閱讀目錄，一邊檢測自己在意的項目吧。

可是首先，各位請不要覺得無關就跳過第二章腸道的內容。說不定幾乎所有活在現代的人都有腸內細菌的平衡問題，那有很高的可能性會帶給全身不適的影響。也就是說，只要整頓腸內環境，不僅是一石八鳥，連一石十鳥都能達成。

POINT

了解菌的基本

菌的種類

· 細菌（大腸桿菌、乳酸菌、納豆菌、痤瘡丙酸桿菌、黃色葡萄球菌等）
· 菌類（酵母、真菌、麴等）

人體與常在菌

· 棲息在人體中的常在菌有約 1,000 兆個。其中約有 100 兆個存在腸道內。
· 腸內細菌有所謂的好菌、壞菌以及中性菌在互爭地盤以取得平衡。
· 壞菌不會完全變沒有，在某種程度上反而是必須的。總之重要的是平衡。不論是腸道、肌膚、頭皮、口腔內還是陰道內，都可以透過調整菌的平衡以消除不適。

以養護好菌的觀點來重新修正生活方式

減少壞菌，增加好菌—我們要做的不是這麼單純的事，而是建議轉換成對菌友善的生活方式。不限於飲食及肌膚保養，透過每天的生活習慣也能養護好菌。

第

2

章

育菌與腸活是斬不斷的關係

為了擺脫身體不適變健康而想要開始養護好菌。若你是這麼想的，希望你先注意到細菌的寶庫，也就是執掌全身免疫的腸道。保持腸道內多樣菌的平衡，不僅能改善便祕及拉肚子，也是應對各種不適的方法。

養護好菌的基本在腸道，腸會影響全身

我們再來說明一次腸的基本作用吧。腸道是非常重要的臟器，會消化、吸收攝取到的營養，然後把不要的老舊廢物製成糞便。

但腸道的作用不止如此。腸道中聚集有約人體七成的免疫細胞，而且被稱作是幸福荷爾蒙的血清素有九成都在這裡。同時最重要的是，腸與大腦是透過自律神經以及荷爾蒙等連結在一起，會互相交換資訊、影響彼此，有著被稱作是「腸—腦軸線」（gut-brain axis）的

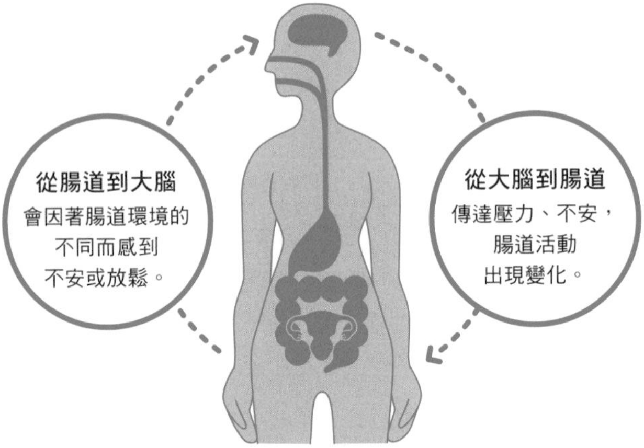
從腸道到大腦
會因著腸道環境的不同而感到不安或放鬆。
從大腦到腸道
傳達壓力、不安，腸道活動出現變化。

· 腸—腦軸線

關係。另一方面，腸也能不接受大腦的指令而單獨活動。因爲這個特徵，**腸道也被稱作是「職司全身免疫的器官」「第二大腦」**。

此外，腸還會影響全身。口腔、陰道幾乎是很容易直接反應腸內環境的部分。對於肌膚來說，若從腸內漏出像是老廢物質或有害物質，屏障機能就會紊亂，成爲長出青春痘的原因。對囤積在肝臟內的營養素來說，也含有許多由腸內細菌所製造出的物質。也有報告指出，腸道環境還與高膽固醇血症、肥胖、糖尿病等的代謝症候群，甚至是腦

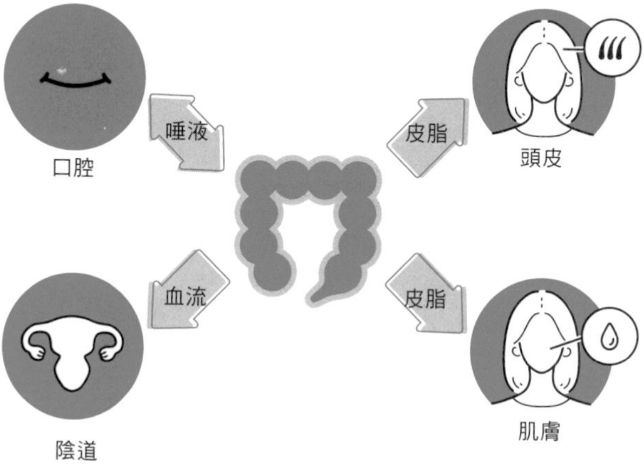

・腸會透過唾液、皮脂、血流等影響全身。

中風以及心臟衰竭等攸關性命的疾病有關。

左右如此重要的腸的情況的就是「菌」。存在於我們體內約一千兆個的菌之中，約有幾百種、一百兆個的細菌存在於腸道內，而且多樣的菌會保持平衡。這個多樣性是很重要的，正因爲有各種類型、有著各自不同個性的菌存在，才能成爲最強健的身體。在顯微鏡下，仔細觀察腸道內部，那模樣看起來簡直就像花園（flora），所以被稱爲「腸內菌叢」。腸內菌叢若是健康的狀態，好菌、壞菌、中性菌都能守秩序地共存，但若腸內細菌的平衡遭受破壞，壞菌增多，免疫機能就不能正常運作，會將錯誤訊息傳送至全身。

不會便祕或拉肚子雖然很重要，但更重要的是能否調整腸內細菌的平衡。在現代社會及現今的環境下，若無法特別注意到這點，就頗難做到，實際上，有著腸道問題的人是在增加中的。

要能強壯、舒適地活過人生百年的時代，就不能忽視腸道的不適，希望大家能留意到過著穩定腸內環境的生活。

那麼，從腸道所發出的ＳＯＳ訊息是用什麼樣的形式發散出來的呢？我將會在下一頁中做說明。

腸道的知覺過敏？重複便祕與拉肚子的過敏性腸症候群

首先請試著用以下的檢測表確認自己的狀態。

- □便祕持續三個月以上。
- □拉肚子持續三個月以上。
- □不斷重複便祕與拉肚子。
- □很常感覺肚子漲漲的。
- □一天放屁超過二十次。
- □經常會覺得腹痛。
- □排便後仍不覺得清爽。
- □只要一搭電車就會突然湧上便意。
- □一感受到壓力肚子就會痛。

若有其中一項是持續超過三個月以上的，或許原因就是「過敏性腸症候群」。現在，據說約十人中就有一人是過敏性腸症候群的患者。

過敏性腸症候群據說是腸的知覺過敏，特徵是腸道變得纖細。在以一萬名日本人爲對象的研究中，獲得了患病率爲一三．一％的數字，而且比起男性，女性有更容易罹患這個疾病的傾向。

雖然這個過敏性腸症候群眞的很難診斷出來，但總之症狀是持續好幾個月肚子的情況都處在不好狀態下、排便有異常。症狀雖有各種各樣，大致可以分爲以下四類。

①拉肚子型

有二九％的過敏性腸症候群患者都有這症狀。正如其名，主要的症狀是拉肚子以及隨之一起出現的腹痛。在緊張的場面下特別容易拉肚子，特徵是男性比女性更容易出現病症。

②便祕型

約有二四％的患者有這症狀。持續便祕，據說若感受到壓力時會更惡化。這一型和拉肚子型不同，女性比較容易出現這類型的病症。

③混合型

約有四七％的患者有這症狀。症狀是重複間隔幾天的拉肚子與便祕。以爲因爲便祕而難以排便時，接著就變成了拉肚子，特徵是排便的狀態不穩定。

④無法分類型

過敏性腸症候群基本上可以分成①～③類。可是其中，儘管看不到有通便上的困擾，卻有例子是因排氣而持續感受到腹部的不適感。那就是「無法分類型」。

心情不開朗，原因或許也是出在大腸激躁症

過敏性腸症候群會導致的影響不僅限於腹部的問題。根據某項研究指出，過敏性腸症候群的患者容易為心情陰鬱的「憂鬱」症狀所煩惱，似乎有很多人都會覺得不安。症狀嚴重的人，會因為害怕突然湧現出便意而無法搭急行列車*，所以別名也稱作是「各站停車症候群」。說起來，大腦與腸道本就是會通過自律神經與荷爾蒙，彼此有密切關連的腸—腦軸線。腸道情況若紊亂，心情上也容易沮喪，而那樣的壓力又更會讓便祕及拉肚子的情況惡化，形成惡性循環。

經常在做的養護好菌對過敏性腸症候群會造成反效果？

過敏性腸症候群患者腸道內菌的狀態是頗為混亂的。即便是同樣的過敏性腸症候群，拉肚子型與便祕型的腸內細菌，其打亂平衡的方式也完全不一

樣。

此外，所謂的過敏性腸症候群是腸道面對刺激時變得敏感的狀態，所以有時也會因本來會帶給腸道有益作用的醋酸及丙酸的刺激，而使得症狀惡化。醋酸、丙酸這些酸是一種短鏈飽和脂肪酸，會製作出棲息在腸內的好菌。在改善便祕效果及瘦身效果上都備受期待，因此若是在平時，是會希望大家務必要增加的成分，但若是罹患了過敏性腸症候群，那些成分就會成爲負擔。

以下有兩個方法可以克服過敏性腸症候群。

①低 FODMAP 飲食

「F」（Fermentable）發酵性醣類
「O」（Oligosaccharides）寡糖
「D」（Disaccharides）雙糖類

＊註：急行列車，日本一種鐵路列車的等級，一般是指靠站數較少的快車。

「M」（Monosaccharides）單糖類

「A」and

「P」（Polyols）多元醇類

要盡可能選擇不含有這些醣類的食品。這就是低FODMAP飲食。具體來說，糙米、蕎麥麵、味噌、紅肉、海鮮類、雞肉、番茄、胡蘿蔔、菠菜、成熟的香蕉都屬於這些。不過，在高FODMAP飲食中，含有許多像是發酵食品等對養護好菌來說是非常棒的食品，所以進行低FODMAP飲食時，頂多是暫時的，請試著以四～六個星期爲目標來進行。

②益生菌

所謂的益生菌，以乳酸菌爲代表，指的是在體內能帶來正面效益的活菌。透過從營養保健食品等由外部攝取益生菌，就能調整紊亂腸內細菌的平衡、改善排便狀態等，有望獲得各種各樣的效果。有許多報告指出，攝取乳酸菌後，過敏性腸症候群的症狀就減緩了。

以上，我們介紹了兩種方法，但必須要注意經常會和過敏性腸症候群合併發作的「SIBO（小腸菌叢過度增生）」。SIBO指的是，小腸內細菌增加過多的狀態，會引起腹脹、拉肚子、便祕等症狀。而目前已知，罹患SIBO時，若攝取過多大豆食品或發酵食品，反而會使症狀惡化。攝取這些食品時，若肚子似乎有感到不舒服，就要有所節制。

從腸道漏出的有害物質會遍布全身?!

我還準備了另一項檢測表。

- □爲青春痘等皮膚問題所煩惱。
- □爲乾燥肌而煩惱。
- □有拉肚子或便祕等排便異常的問題。
- □吃完東西後經常會腹脹。

□有花粉症或異位性皮膚炎等過敏性疾病。
□有偏頭痛。
□生理痛很嚴重。
□最近莫名沒有幹勁。
□難以消除疲憊。
□專注力比以前低落。
□一星期吃三次以上小麥製品。
□喜歡含有添加物的加工食品。

若勾選了三個以上，請想一下身體上是否有發生什麼異狀。說不定，有可能是從腸道中漏出了有害物質或菌，引發各種不適的「腸漏症」。所謂的腸漏症，是由有著「滲漏」意思的漏（leaky）與表示「腸子」意思的腸（gut）兩個單字所組成的詞語，中文就直接表示為「腸漏」。實際上，據說這情況在很多人身上都有。

說起來，以腸為首的消化器官與血管、肌肉、心臟、大腦等器官不同，會直接接觸「來自外部的入侵物」。因此在消化器官中，以腸內細菌為首，是處在隨時都有各種微生物、毒素、異物等的狀態下。胃與腸為了防範像這些外部「對身體不好的東西」進入到身體內部的風險，會想要只攝取有益的營養素。

可是，一旦發生腸漏，腸道的黏膜細胞與細胞間就會漏出「食物的細微成分」「菌」「壞菌放出的毒素」到血管中，並在身體中循環。連本來不可以攝取進來的東西都攝取了，所以身體上就會出現各種不適。

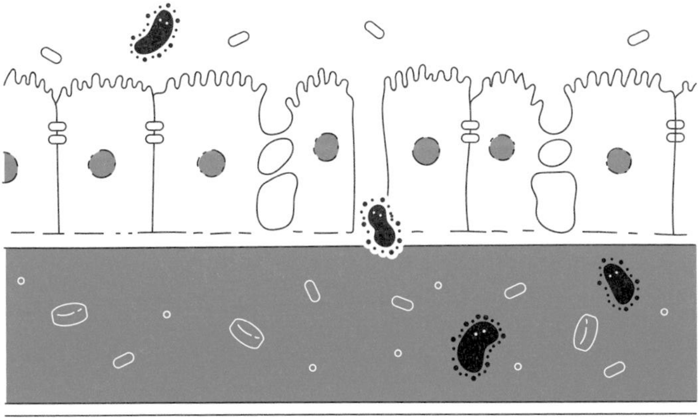

・腸道的防禦機能弱化，毒素等漏出到血管中。

說起來，在健康的腸道中，就是由會將細胞彼此毫無縫隙連結在一起，如吸附般的「緊密連結」（Tight junction）與覆在腸道上的黏膜「黏液素」打造出防禦機能。只不過，腸道細胞與細胞間若完全沒有縫隙，就無法將營養素吸收進體內。因此腸內會用解連蛋白（Zonulin）這個物質適度地鬆弛細胞的連結，讓營養素容易被吸收進體內。可是因為某些緣故，解連蛋白的分泌若活性化，漸漸地，緊密連結就會過於鬆緩，最後就漏出內容物，發生「腸漏」。

因腸漏所引發的各種不適

漏出的菌與有害物質從腸道內跑出來後，會順著血液流遍全身，四處為惡。受到腸漏的影響，女性很容易出現五種症狀，分別是：「肌膚粗糙」「老化」「過敏性腸症候群」「慢性疲勞」「過敏」。

①肌膚粗糙

從腸道內漏出的老廢物質以及有害物質的一部分會到達肌膚。對肌膚來說，菌與老廢物質完全就是異物。因此我們的肌膚會想要盡快將這有害物質排出去，於是就擾亂了肌膚的新陳代謝以及皮脂分泌的平衡。然後最終就會在肌膚上出現青春痘或肌膚粗糙的情況。

②老化

老化的速度會因爲生活習慣等原因而有個別的差異。加快這速度的一個主要原因就是腸漏。一項使用果蠅而非人類的研究顯示，出現腸漏的果蠅，會發生代謝障礙與免疫功能變化，與老化的果蠅成同樣的狀態。而且我們也在以人類爲對象的研究中得知，愈是高齡人士，解連蛋白的分泌就愈多。再重申一遍，解連蛋白會弱化腸道細胞間彼此的連結，若分泌過多，有很高可能性在腸內引起腸漏。

③過敏性腸症候群

在第三十七頁已經說明過了，是拉肚子、便祕等長期持續著有肚子問題的疾病。這種疾病也跟腸漏有關。根據許多的論文指出，在過敏性腸症候群患者中的腸道中，有防禦機能混亂，引發腸漏的問題。

④慢性疲勞

從腸道漏出的有害物質對精神層面也有影響，儘管在身體上不會特別看出有什麼異常，但經調查持續疲勞感、倦怠感的「慢性疲勞症候群」與腸內環境關係的結果表明，這點也與腸漏有關。

⑤過敏

據說過敏症狀與腸漏有著顯著的關係。一旦從腸道流入血流中本不該有的異物，免疫機能當然會爲了排除掉那些而開始運作。結果就會引起慢性發炎，免疫平衡紊亂，然後以過敏的症狀表現出來。例如：「明明之前都沒症狀的，卻突然有了花粉症……」。這其實也可能是受到了腸漏的影響。

不過腸漏症是比較新型的疾病，究竟會在哪裡出現影響，我們尚且不知其全貌。且若沒有確切的診斷標準，關於診斷法，也一直都會有著毀譽參半的議論。

不論是過敏性腸症候群、SIOB還是腸漏症都並非是特別的疾病，是所有人都有可能會因腸內細菌失衡而發生的。而那就與青春痘、肌膚乾燥、疲勞感、過敏症狀等全身各處的不適有關。

即便是用單抑制表面症狀的治療或是外在護理來應對，問題仍會重複出現，持續負面的連鎖。透過關注擔任全身指揮部腸的情況，以及調整腸內環境的養護好菌，產生出愈來愈健康的正面循環吧。

以腸為優先的育菌三要點

也就是說，目標是保持理想菌平衡的腸內環境。有效消化吸收營養，確實排出老舊廢物。要整頓免疫機能、傳送正面積極的資訊給大腦，製造出大量的幸福荷爾蒙，就從今天開始以腸爲優先的養護好菌吧。以下將介紹希望大家關注的基本三要點。

①攝取菌

這個方法就是「直接從外部攝取」在第四十二頁所介紹到能帶給身體良好影響的「益生菌」。可以吃發酵食品，或是攝取乳酸菌等保健食品。益生菌是養護好菌的基本。菌的平衡雖人各有異，但其中也有人本就缺乏被稱爲「好菌」的這類的菌，所以這個方法就是先補足好菌。具體來說，建議可以每天都吃「米糠醬菜、納豆、味噌湯」。

②育菌

所謂的育菌，就是攝取入能成爲腸內細菌養料的成分。是「益生元（Prebiotics）」的觀念。體內的菌會因爲吃了某些東西而產生出其他的東西，而「好菌」則會打造出對我們有益的成分及營養。目標是透過給予養料來增加好菌，以使其能有效運作。具體的成分爲如下四種。應該隨便哪一種都是很常出現在我們餐桌上的食材。不過其中也有不適合於在第四十二頁中說明到的SIBO的人，所以請注意。

- 非水溶性膳食纖維（糙米）
- 水溶性膳食纖維（海藻類、菇類、水果等）
- 抗性澱粉（豆類、塊莖類等）
- 難消化性寡糖（香蕉、洋蔥等）

③不打擾菌

意指避免「增加壞菌」「傷害好菌」的行爲。飲食上若以「紅肉」爲主，而且使用過多部分的合成甜味劑，腸內的好菌就容易減少，相反地，壞菌則有容易增加的傾向。其他還有像是長期亂用抗生素、大量攝取食品添加物的乳化劑，以及果糖葡萄糖的液糖等，就養護好菌的觀點來看，也是很冒險的行爲。

此外，衆所皆知，大腦因感受到壓力而分泌的物質也會操作好菌遺傳因子的資訊，使之變成壞菌。在現代社會中，有著各種會帶給菌不好影響的習慣、行爲。這些難以完全消除，而且一旦對刺激或變化神經過敏，就會累積壓力，所以要留心修正這些習慣、一點一滴減少。

首先請試著在兩個禮拜內關注養護好菌吧。若有出現肚子或肌膚的狀況穩定下來、心情變正面積極、睡眠變深沉了這些變化，就是腸內環境有所提升的訊號。

各位應該已經了解到在養護好菌時「飲食」是最重要的了。那麼在下一章中，我們將來談一談關於「飲食」的話題。

腸的問題是新冠肺炎的弊病?!

在我工作的醫院中，每天都有許多女性懷抱著各式各樣的煩惱來訪，其中特別多的就是腸問題所導致的。腸活已經變得廣為人知了，但在現今，有這些煩惱的人數卻沒有減少，反而因為新冠肺炎之禍，長時間待在家中而急遽增加。

生活大為轉變、持續著限制的每一天……。應該很少人是完全都沒有感受到壓力的吧。而誠如在「腸−腦軸線」中所說明過的，這份壓力會從大腦傳到腸，引起各式各樣的腸道問題，像是便祕、拉肚子、腹脹等。

像這樣的腸道煩惱，應該也很難向親近的朋友商量。可是最近，正如我們之前提到過的，有很多女性都抱持著同樣的煩惱。所以請不要一個人煩惱，帶著輕鬆的心情來找像我們這樣的專業醫師諮商吧。

與此同時，進行正確的自我保健也非常重要。配合著養護好菌，請務必也嘗試一下讓腸道活動活躍起來的按摩。

泡澡時能進行的腸按摩

或許有人在忙碌的日子中會只沖澡就好，但為了腸道好，建議大家最好能每天泡澡。對女性來說，寒冷是大敵，腸也是不耐冷的臟器，就泡在浴缸中好好溫暖一下吧。重點是泡在三十八～四十度不冷不熱的水中十五分鐘左右。若過熱，反而會使腸道緊張，無法放鬆。

首先是按摩大腸。仰躺著，盡可能地伸展身體。將慣用手握拳，從肚臍往下畫一個「の」字形。不要過於用力，可以用感覺舒暢的力道即可。接著是小腸。用兩手的食指、中指，以順時針的方向輕輕地按壓、刺激肚臍周邊。這時候也不要過於用力。不要太介意針對兩者的按摩次數，總之重要的就是要放輕鬆進行。

隨意的飲食習慣是造成腸道問題的一大因素，但另一方面也可以像這樣，即便不用特別的道具，也有簡單的方法能照護腸道。或許大家很難想像養護肉眼看不到的菌或腸道的模樣，但那個效果可是很大的。請務必從今天開始試試看。

工藤あき　**Kodo Aki**

福岡縣三山市工藤內科副院長。一般內科醫師、消化腸道內科醫師、漢方醫。精通腸內細菌、腸內菌叢，也致力於利用腸活 X 菌活的瘦身、美肌、抗老治療。此外，座右銘為，「透過植物成分從內在變美」，做為日本的內在植物學研究者第一人也廣受矚目。活躍在多數媒體上，如電視、書籍、雜誌監修等。著作有《不輸給病毒的提升親子免疫力生活術》（暫譯。『ウイルスに負けない 親子の免疫力アップ生活術』，主婦與生活社），負責監修的書籍有《醫師教你能將「肥胖腸」改變成「纖瘦腸」的五十個方法》（暫譯。『医師が教える“デブ腸”を“やせ腸”に変える 50 の法則』，學研 Plus）等。

現代人常見的腸問題以及養護好菌的基本

過敏性腸症候群

腸內細菌的平衡紊亂，腸變成了知覺過敏的狀態。重複交互著拉肚子與便祕等，狀態經常都是不穩定的。

SIBO（小腸菌叢過度增生）

指的是小腸內細菌增加過多的狀態。這時候，若攝取過多會成為腸內細菌養料的膳食纖維及發酵食品，就會引起類似過敏性腸症候群的症狀。

腸漏症

從腸道漏出的有害物質或老舊廢物循環全身，可能成為肌膚乾燥、老化，以及慢性疲勞、過敏的原因。

↓

養護好菌的 3 要點

① 攝取菌（益生菌）

從外部直接攝取有用的菌。

具體例子：吃發酵食品、攝取乳酸菌等保健食品。

② 育菌（益生元）

吃會成為腸內細菌養料的成分。

具體例子：非水溶性膳食纖維（糙米）、水溶性膳食纖維（海藻類、菇類、水果等）、抗性澱粉（豆類、塊莖類等）、難消化性寡糖（香蕉、洋蔥等）。

③ 不打擾菌

避免增加壞菌＆傷害好菌的行為。

具體例子：不要以紅肉為主菜，不要過度攝取部分的合成甜味劑、乳化劑、果糖葡萄糖液糖。不要靠自己的判斷長期亂用抗生素。不要對壓力置之不理。

第 3 章

以菌為優先的飲食法

要整頓腸內環境，最重要的不是藥也不是運動，而是每天的飲食。怎麼吃？吃什麼？還有因為避免吃些什麼，菌的平衡將會大為改變。其中的提示就在日本人自古就很熟悉的和食中。記住即便很忙碌也能做到的基本+α 吧。

白米？麵包？潛藏在主食中的陷阱

首先，主食的「碳水化合物」是作爲一天的能量源而運作著，所以希望大家謹慎選擇。從結論來說，「糙米」或「雜糧米」是最理想的。選擇碳水化合物的重點就是「無麩質」與「攝取膳食纖維」這兩者。

・無麩質

「麩質」就是在麵包的材料——小麥——中所含有的成分。基本上來說，在所有小麥製品中都含有麩質，但視情況，那將會成爲棘手的存在。麩質的構成成分在腸內一旦刺激到了各細胞，就會如第四十七頁中說明過的那樣，細胞會分泌出解連蛋白。解連蛋白一旦過多，就會連「本來不應該吸收的未消化食物、菌或毒素」都吸收進體內，導致在各處引起不適。若毒素直接起了作用，免疫就會對該毒素做出過度的反應而失控……！

不過，若是因爲限制吃麵包而讓人感到有壓力，也會帶給腸內環境不良的影響。這時候，就試著吃不含「精製白色小麥」的麵包吧。也就是用「全麥麵粉」做的咖啡色麵包。這些麵包與一般全白的麵包相比，含有較多的礦物質以及膳食纖維。其他還有無麩質的米粉麵包，但因爲膳食纖維較少，所以請留意要用其他的食材來補充。

・膳食纖維

「若不行吃麵包，那吃白米不就好了嗎？」這也是一大陷阱。尤其是此前平時都一直有在吃麵包的人，若突然切換成吃白米，有時就會感受到身體出現不適。原因就出在膳食纖維。那是重要的「菌的養料」。小麥的麩質中雖有著不安定的要素，但另一方面，其他營養素則非常優秀。既有豐富的維生素、礦物質，而且還含有充分的菌的養料——膳食纖維。若改換成白米，或許就會缺乏這些營養素。

靠吃糙米與雜糧米來大量攝取膳食纖維

在此要推薦的是「糙米」與「雜糧米」。糙米的咖啡色部分是膳食纖維的寶庫，可以在將小麥食品變更成以白米為主的時候，大量補充所失去的菌的養料。而摻進雜糧米中的超級食物，也能成為讓人喜愛的菌的養料。其中我想推薦給大家的就是「藜麥」「莧菜籽」「紫米」三種。選擇雜糧米時，就選擇含有這三者的吧。

藜麥中所含的膳食纖維是白米的十倍！莧菜籽也同樣含有許多膳食纖維，而且維生素、礦物質的含量非常高也是其一大特徵。紫米的紫色部分含有豐富的多酚，有望能帶來各種健康、美容上的效果。連那位知名的世界三大美女楊貴妃也曾很喜歡吃紫米。

而且更令人欣喜的是「口感」。糙米剛煮好時很乾很脆，尤其在給孩子吃時，難度頗高，但是只要加入這些雜糧，就能增加軟糯、粒粒分明的口感，會更容易吃。

不過與柔軟的白米相比，糙米與雜糧米有些難以消化，有著會給腸胃增加負擔的弱點，所以請大家務必要「好好咀嚼」後再吞下去。

最強的主菜還是魚

「肉VS魚」是永遠的主菜之爭。但就養護好菌來說，「魚」具壓倒性的勝利。

在進行養護好菌的過程中，希望大家能確實攝取到的其中一種成分就是「Omega-3 脂肪酸」。這個成分會有助腸內好菌的增生、有效促進其附著下來，而從魚的身上就能有效攝取這種成分。Omega-3 脂肪酸是爲人所熟知的「DHA」，富含在鯖魚，以及紅肉魚、鮭魚中，可以想成是有脂肪的所有魚類中都有豐富的含量。Omega-3 脂肪酸不耐熱，所以建議「生」食，但用「烤」「蒸」的也OK。

順帶一提，肉類中所含的「Omega-6 脂肪酸」，在現代日本人的飲食習慣中，有「攝取過多」的傾向。那對人體來說不是必要的營養素，若攝取過多，有時也會成爲形成青春痘的原因。此外，據說紅肉容易增加壞菌。若「怎樣都想吃肉！」最推薦的就是擁有豐富 Omega-3 脂肪酸的羔羊肉。鹿等的野味料理也可以。

輕鬆增加的一道配菜成為養護好菌的關鍵

其實，掌握養護好菌關鍵的就是配菜。以下將介紹以不費功夫、能輕鬆準備為前提的推薦食材。

配菜的決定性因素是「有沒有含菌」「有沒有含菌的養料」。尤其希望大家盡可能每天都攝取到「有含菌」的食材。固定菜品有兩種，都是養護好菌的王牌。

〈含有菌〉

・納豆

納豆是能輕鬆攝取到菌的優秀食品。納豆菌很耐熱，不論是加在熱騰騰的飯上，或是放入味噌湯中，菌都能生存下來。而且異黃酮除了有美肌的效果，在體內的作用也很類似於女性荷爾蒙，對解決女性特有的各種煩惱來說，是很貼切的食品。其他還有減輕心肌梗塞或腦中風的風險、抑制血糖值的上升、整腸、預防食物中毒等，找不到不吃它的理由。若更貪心一點，可以吃由含有多酚的「黑豆」所製成的納豆。多酚會成爲菌的養料，也有助菌的活躍。

・米糠醬菜

米糠醬菜是使用丁酸菌、乳酸菌力量的發酵食品。除了棲息在米糠中的乳酸菌會讓食材發酵，以米糠爲養料而形成的各種營養成分還會滲透進食材中。因爲這兩種作用，就完成了米糠醬菜獨特的風味。以米糠醬菜「攝取菌」的目的雖然也很大，但因醃漬的食材不同，也能「攝取進菌的養料」。時間上比較充裕的人，請務必試著製作糠床。基本的糠床只含有「米糠」「鹽」

「水」，然後在裡面醃漬蔬菜，再用人的手攪拌、混勻，如此一來，菌就能混進去了，糠床的機制就是這樣。「能攝取到菌」「能攝取到菌的養料」很完美。而且爲了「不打擾菌」，爲了不讓腐敗或黴的原因導致菌繁殖，每天都請要確實攪拌。透過重複這樣的步驟，糠床中的菌就會增生並且變得有活力，經過幾個月後，就會漸漸變得好吃。沒有時間管理的人，還有一種方法是利用冰箱來保存糠床，也可以在醃漬物專賣店或是自古就有的小菜店，購買添加物較少的米糠醬菜。

其他可以利用配菜而容易攝取的還有被稱爲「水溶性膳食纖維」的營養素。在膳食纖維中，有著「非水溶性（無法溶於水的）」以及「水溶性（能溶於水的）」兩種，而水溶性膳食纖維作爲菌的養料很是活躍的。分辨含有水溶性膳食纖維食品的方法是「黏呼呼」「Q彈口感」。以秋葵爲首的黏呼呼系、海藻等類的Q彈系中都含有豐富的水溶性膳食纖維，也可以從蓮藕或胡蘿蔔等的根莖類攝取到。若納豆與米糠醬菜是王牌，水溶性膳食纖維就是首發選手。每天就攝取一些這類食物吧。

〈攝取菌的養料〉

・沙拉 with 超級食物

只要在普通沙拉中加入藜麥，就能搖身一變而爲養護好菌的沙拉。藜麥的好處我們已經在第六十頁的雜糧米部分說明過了。只要在鍋中水煮約十分鐘，就會有粒粒分明的口感，只要在製作沙拉的最後一步驟加上一湯匙左右就OK。其他像是「奇亞籽」也含有豐富的水溶性膳食纖維與Omega-3脂肪酸。

・和布蕪（裙帶菜根）、海髮菜

與納豆一樣，不須要調理，所以很適合於忙碌的早晨當早餐吃，是能輕鬆增加水溶性膳食纖維的優秀食品。順帶一提，不限於和布蕪與海髮菜，海藻類中都有豐富的水溶性膳食纖維，所以也很推薦將裙帶菜當成海藻沙拉吃。

・秋葵、長蒴黃麻（埃及國王菜）

可以加入味噌湯中，也可以做成拌菜或涼拌菜食用。味道很淡，是男女老幼都容易入口的萬能蔬菜。

透過每天喝的味噌湯，有效養護好菌

希望所有人每天都一定要攝取日本引以爲傲的超級食物——味噌湯。就照養好菌來說，可以符合「攝取菌」「攝取菌的養料」兩者。味噌本來就是發酵食品，是含有充足的菌的食品。再加上群帶菜、菇類（水溶性膳食纖維）、洋蔥（寡糖）、磨碎的魚肉（Omega-3 脂肪酸）等與對菌友善的食材很搭，可以一起攝取到菌的養料、有助菌活動的成分。在國立癌症研究中心的研究中可以得知：「一天喝三碗以上味噌湯的人，乳癌的發生率會減少〇．六倍～四〇％」。是對女性很好的健康食品。

以下要介紹能更提升味噌湯力量的五個重點。

・講究「味噌」

和米糠醬菜一樣，市面上販售的味噌中，有加入添加物或是沒有確實發酵的味噌。本來，製作味噌就是要費功夫與時間的。像是我所信賴的日本福井縣Marukawamiso（マルカワ味噌），會在下料後經過約一年的熟成期間才出貨，但若是一般的市售味噌，則是二～三個月。若想要充分領受到發酵的恩惠，就要去尋找用古早做法製作的味噌倉庫，或是試著親手做味噌。

・用「洋蔥」＋水溶性膳食纖維做出很多料

洋蔥中含有成爲菌的養料的「寡糖」與提升比菲德氏菌活性的「多酚」，與其他食材也很搭，可以一起加入含豐富水溶性膳食纖維的「鴻禧菇」「胡蘿蔔」以及「高麗菜等」，製作料很多的味噌湯，至少在忙碌的早晨要喝上這一碗！

・調整免疫機能、促進脂肪燃燒的海藻「鋼藻」

海藻含有豐富的水溶性膳食纖維＝菌的養料，對養護好菌來說是很優秀的食材。而且如今，我們找到了會支援免疫，也有助瘦身的絕妙海藻——鋼藻。鋼藻又被稱爲「柱囊馬尾藻」，是在日本東北地方、新潟縣、太平洋一側部分地域習慣食用的海藻，特徵是口感Q彈，很有黏性。這個黏性的眞面目就是「海藻酸」與「褐藻醣膠」。兩者都是水溶性膳食纖維，但海藻酸中有能降低膽固醇的作用，而針對褐藻醣膠則有報告指出，其可能具有調整免疫機能、緩和花粉症等過敏性疾病症狀的效果。同時鋼藻也含有能燃燒脂肪的「藻褐素」，是海藻界的超級食物。

・攝取 Omega-3 脂肪酸之源，將「鯖魚」加入味噌湯中

在日本長野縣的某個地方，會將水煮鯖魚罐頭加入味噌湯中。只要想一

下就知道，鯖魚跟味噌很搭呢。大半數的鯖魚水煮罐頭中都有加鹽調味，所以重點是湯汁與味噌都只要少量就能做得出來。其實鯖魚的水煮罐頭是很優秀的養護好菌食材，也大多都沒有加添加物。而且鯖魚本身的 Omega-3 脂肪酸就很豐富。難以將魚當主菜吃的人，請務必要嘗試看看。

・用「豆漿」取代水來做味噌湯

話說回來，味噌、豆漿都是由大豆所製成的，簡直是絕配。特徵是，比起用水做的，味道會更濃厚。豆漿是將加了水去煮的大豆進行擠榨，是將之分成了「水分」與「榨完後的渣滓＝豆渣」後的「水分」部分，但有項很遺憾的事實是，大豆中所含有的寡糖也大爲減少了。因此選擇「沒有除去大豆成分（有豆渣）」的豆漿，就養護好菌來說是重點。這種有豆渣的豆漿有很明顯的大豆感，雖然有點難入口，但只要將之加入到味噌湯中，就不會覺得奇怪。

不干擾味道的綠茶VS能享受味道的甘酒豆漿

不僅是吃的東西，喝的飲料也能養護好菌。那就是綠茶與甘酒豆漿。

・綠茶

若就養護好菌的角度來看，能攝取到可以強化、調整免疫機能的表沒食子兒茶酚（Epigallocatechin, EGC）與具高抗氧化力的表沒食子兒茶素沒食子酸酯（Epigallocatechin gallate, EGCG）這點是很棒的！

而且綠茶中含有各種胺基酸以及多酚，但其中特別的是「用不同溫度的水去烹煮，成分就會變化」。也就是說，我建議，視各位「想要怎樣的效果」來改變泡法。綠茶的多酚是能提升比菲德氏菌活性的成分，所以也很推薦用來養護好菌。

（冷泡：強化免疫力）

冷泡綠茶中含有多量的兒茶素，而兒茶素有強化免疫力的作用。這就是用十度以下水泡茶最好的一點。用冷水泡出的綠茶咖啡因濃度低，晚上喝也OK。建議泡法是約一公升的水配上十~十五公克的茶葉，放個三小時以上是最理想的。可以在睡前泡，早上喝，這樣的效果會很好。若加熱冷泡綠茶，就會破壞成分，想避免喝冷飲的人，就將茶從冰箱拿出放在外面，等茶水恢復到常溫時再飲用。

（熱水：調整免疫力）

用熱水泡出的綠茶的兒茶素有預防氧化、調整免疫機能的作用。具體來說就是減輕花粉症與過敏症狀。相對於冷泡綠茶要放置超過三個小時才能完成，用熱水泡茶，只要兩分鐘左右就完成了。此外，比起冷泡，用熱水泡茶更能增加表沒食子兒茶素沒食子酸酯。不過因爲咖啡因的量也多，所以不建議在睡前喝。

腸道喜歡的飲食 MENU

除了在家的飲食，請試著在外食時也參考這樣的菜單選擇。
別吃太多，要吃的均衡，找出適合自己體質的食物吧。

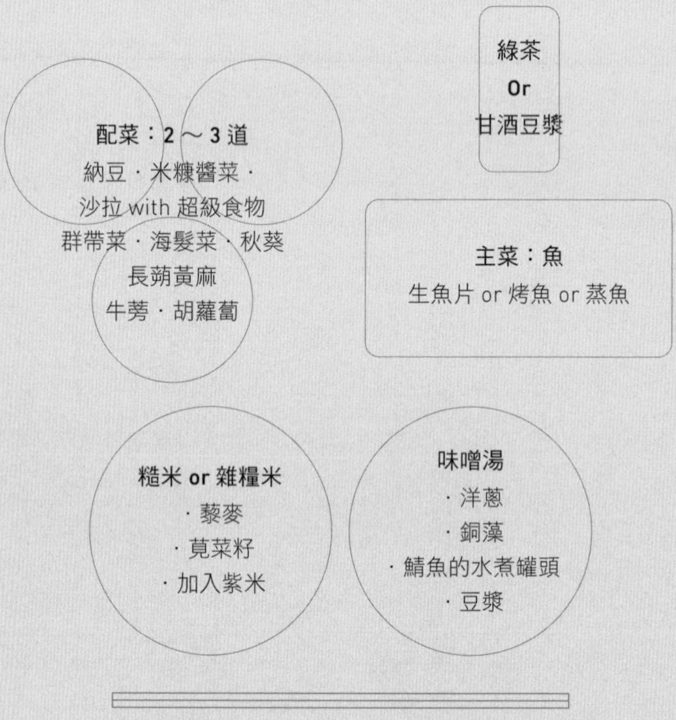

會讓腸道哭泣，注意別攝取太多的 LIST 5

除了有推薦的食材，另一方面也有食品、食材是有可能會對腸道或菌平衡造成不良影響的。不是要各位完全不吃，但首先以在兩週內盡可能減少份量為目標。

① 麩質

是在小麥製品如麵包、烏龍麵、拉麵、義大利麵等中所含有的一種蛋白質。會成為腸漏的一個原因（參照第五十八頁），尤其是體質跟麩質不合的人要注意攝取過多的問題。

② 美國飲食

漢堡與披薩等高脂肪的食物是擾亂腸內細菌平衡的原因。建議食用發酵食品或有豐富成分能成為菌養料的「和食」或「地中海料理」。

③ 果糖

果糖≠水果。希望大家注意到的是果糖葡萄糖液糖。這是由澱粉製成的液狀糖類，為了讓味道美味而做為防腐劑用，會廣泛使用在軟性飲料或醬汁等之中。

④ 酒精

攝取過量的酒精會成為減少守護腸道黏液素、破壞腸道屏障機能的原因。因為也具有殺菌作用，就會減少有益菌，導致腸內細菌平衡惡化。設定一天不喝酒，讓肝臟休息，留意喝酒的程度。

⑤ 食品添加物

為穩定食品品質及提升保存性會調配進去，但對腸內細菌來說，卻不是個討喜的存在。尤其希望大家注意到的是在人造奶油中所含有的「乳化劑」。若是攝取過多，會傷害腸道的屏障機能，有可能導致發炎或肥胖等各種不適。

‧甘酒豆漿

這飲品的比例是甘酒與豆漿1：1。甘酒除了能「攝取到菌」，同時也能成爲「菌的養料」；而豆漿則單純是「菌的養料」。甘酒的甜味強烈，所以會讓人感到不安：「血糖值好像會上升」「好像會胖」。但是只要攝取的程度是一天一杯，就不會對血糖值與體重造成影響，請試著安心地適量飲用吧。

養護好菌的料理精粹──「蒸料理」

即便好不容易挑選了對菌友善的食材，但也會因爲料理方法的不同而無法獲得所想要的效果。因此，我想推薦給大家「蒸」這個料理法。提到所謂的蒸料理，大家或許會有「熱量很低」「能攝取到大量蔬菜」這樣的印象。比起燒烤、汆燙、水煮、油炸，是比較次要的料理方法，似乎也有很多人覺得製作難度很高。可是讀完這小節後，你也能成爲厲害的蒸料理大師。

我會這麼推薦蒸料理的原因是，與其他的料理法相較，營養價值高得多。

例如青花菜。在某研究中調查了，若生鮮青花菜的成分濃度為一百，用「汆燙」「水煮」來料理時，維生素以及多酚的濃度增減程度會是多少，結果用汆燙時，維生素會失去二〇％的程度。另一方面，用蒸的時候則能維持幾乎不變的量。至於多酚，若用蒸料理，則顯示其濃度有達至約一．六倍。屬於多酚的黃酮類化合物以及苯酚濃度也會增加。所謂的多酚，簡而言之就是蔬菜等苦澀及色素的成分，有強大的抗氧化作用，能減少活性氧等有害物質。因為會提升比菲德氏菌的活性，就養護好菌來說也是最棒的。

蒸料理最棒的原因，還有讓人意想不到的陷阱

在這分研究中，不止有「汆燙」「蒸」，還加上了「用微波爐蒸」「炒」「油炸」共五種方法來調理青花菜並比較成分濃度。結果是「蒸」獲得了壓倒性勝利。除了蒸以外的所有料理法中，葉綠素、維生素C、蛋白質等的成分都

大福減少了；與之相對，用蒸的時候，則幾乎所有的營養素都沒有損失，保存完好。那麼，爲什麼用蒸來料理食物不會流失營養素呢？其中有兩個原因。

① 料理過程中不會碰到水或油

汆燙、炒這類料理法的過程中會使用到水及油。這麼一來，食材中所含有的成分就會流到水跟油中。另一方面，蒸料理是用「蒸氣」的力量在加熱食材，所以在料理過程中，不會碰到水或油，可以直接將食材中所含有的成分保留下來。

用蒸的方式，多酚會達到約 **1.6** 倍！

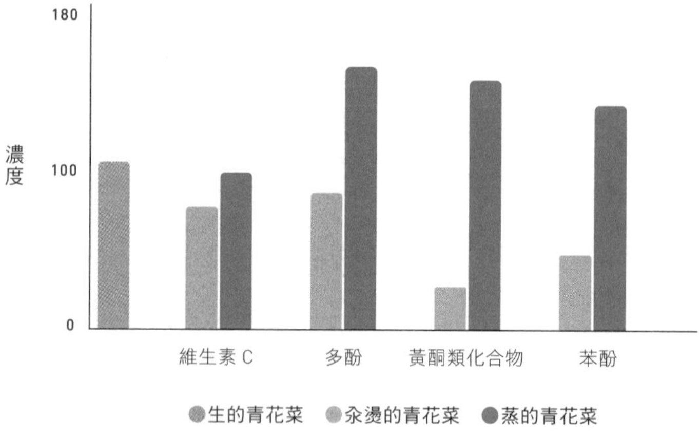

②溫度不會過高

食材中所含有能調整我們身體的成分，例如水溶性維生素C等有個特徵是不耐熱。料理過程中，若用高溫加熱食材，有些情況下就會就流失營養成分。蒸料理雖然比汆燙更高溫，但卻不會將食材溫度升到那麼高。

那麼，用微波爐去加熱的情況又是如何呢？其實就養護好菌的角度來看，用微波爐做出來的蒸料理幾乎沒有意義。因爲微波爐在料理過程中會變得超高溫，傷害水溶性維生素或多酚等成分。

在不同於先前所介紹到的研究中，驗證了青花菜中所含蘿蔔硫苷〔Glucoraphanin，蘿蔔硫素（sulforaphane）的先質成分〕會出現怎樣的變化。蘿蔔硫苷具有非常強大的抗氧化作用，也是有消滅腸內壞菌效果、對菌友善的成分。假設生青花菜的蘿蔔硫苷含有量爲一〇〇%時，料理後的濃度會是如下的結果：

蒸：95%
汆燙：60%
油炸：47%
炒：44%
用微波爐蒸：37%

只要使用微波爐或專門的蒸籠，就能簡單做出蒸料理，但就營養素方面來看，蒸籠是占絕對優勢的。不止如此，與其他的料理法相比，用微波爐料理的結果會有點遺憾。因爲與便利交換得來的，就是失去的東西也很大。

其次是關於適合用於蒸料理的食材。我推薦的食材是「蔬菜類、菇類、魚」。沒錯，適用於蒸料理的食材＝對養護好菌來說也是最棒的食材。蔬菜類以及菇類中含有豐富的水溶性膳食纖維以及寡糖，而魚類中則含有豐富的Omega-3脂肪酸，能完全攝取、幾乎不損害這些優秀營養素的，就是蒸料理。

簡單！養護好菌的原創食譜

我因爲想推廣對養護好菌來說最好的蒸料理魅力，針對KINS的所有使用者舉辦了食譜比賽。我將介紹其中的「檸檬鹽麴蒸扇貝與酪梨」，這是「時間短」×「能養護好菌」×「極致美味」的最厲害食譜。而且極受歡迎的YouTuber一人前食堂Mai小姐也爲了這本書設計了原創菜單。兩者都是以養護好菌的三要點爲基礎，講究「攝入菌」「育菌」的食材與料理法，做法都非常簡單。請各位務必嘗試看看。

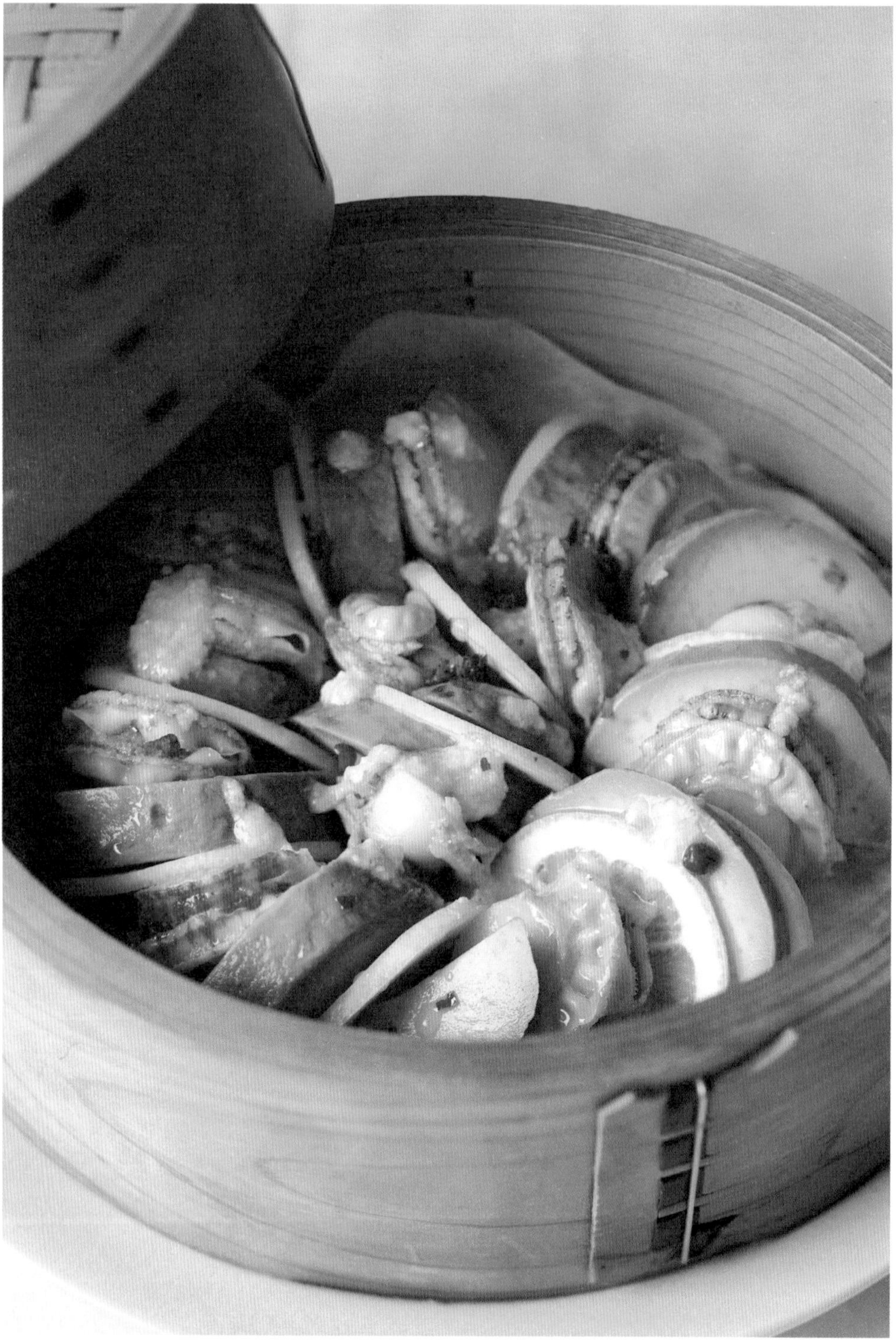

檸檬鹽麴蒸扇貝酪梨

材料（兩人份）

酪梨……………………1個
檸檬……………………½個
水煮扇貝………………200克
鹽麴……………………適量
橄欖油…………………適量
粉紅胡椒或是
黑胡椒…………………適量

做法

①將酪梨與檸檬切成半月形。
②將①與扇貝交替排在蒸籠中，以畫圈的方式倒入鹽麴，用中火蒸約五分鐘。
③煮熟扇貝後就關火，然後加上橄欖油與粉紅胡椒，或是黑胡椒。

POINT

可以將扇貝換成喜歡的生魚片，或者加入香草也OK。是很容易準備的一道菜。

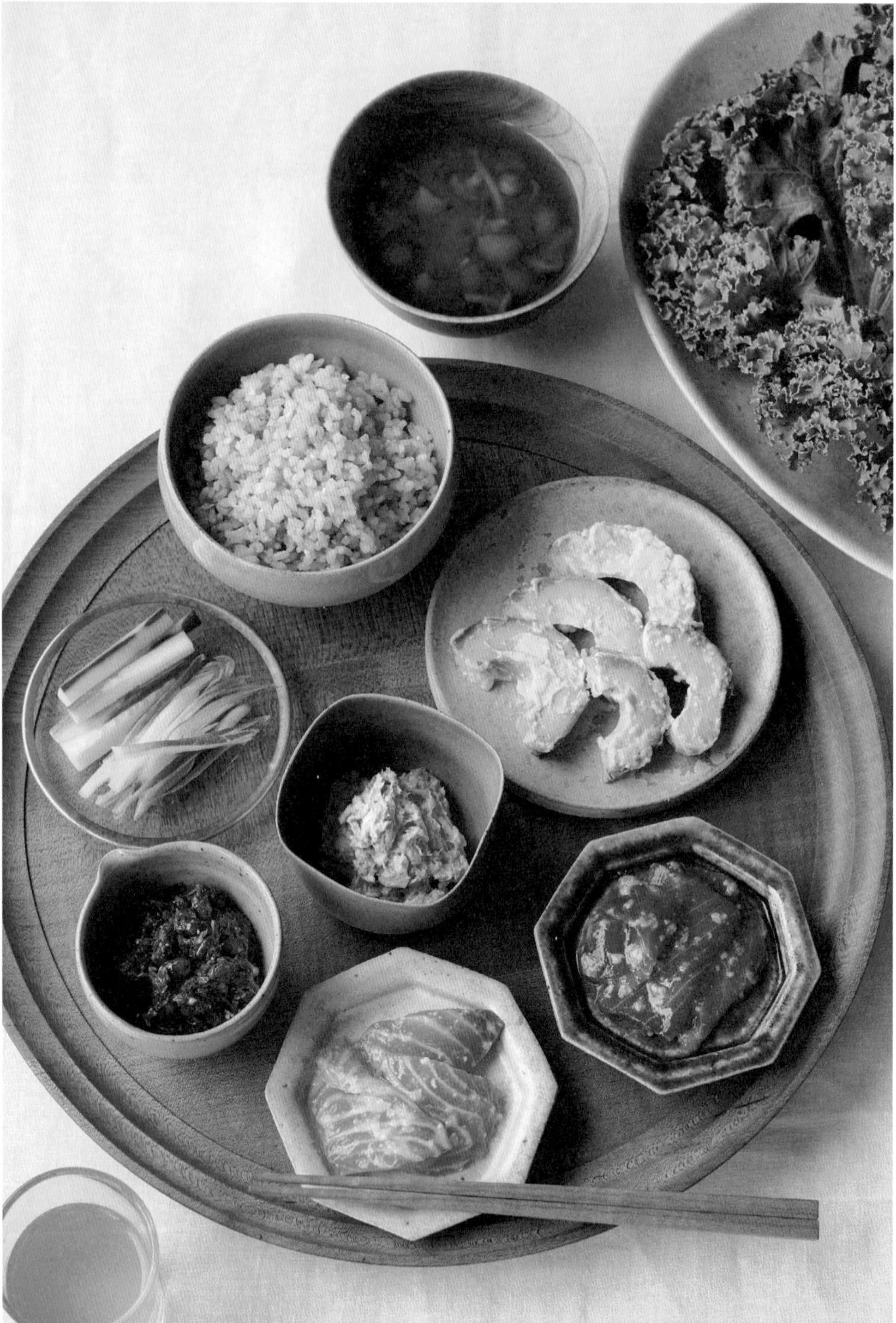

滿滿發酵食品的羽衣甘藍手捲壽司

材料（兩人份）

羽衣甘藍……適量
小黃瓜……適量
蘘荷……適量

〈a 甘酒醬油漬鮪魚〉

甘酒……2大匙
醬油麴……2大匙
鮪魚生魚片……6小片

〈b 鹽麴鮭魚〉

鮭魚……6小片
鹽麴……2大匙

〈c 酒粕漬酪梨〉

酪梨……½個

A

檸檬汁……½小匙
酒粕團子……15克
鹽麴……½大匙

芥末……隨各人喜好

〈d 梅味長蒴黃麻納豆〉

長蒴黃麻……1袋
熱水……1500CC
鹽……一小撮
納豆……1盒
醃梅子（大）……1個
醬油麴……1小匙

〈e 鯖魚柚子酪〉

鯖魚的水煮罐頭……1罐
堅果……適量
無糖優格……1大匙
柚子胡椒……少許
鹽、胡椒……各少許

〈f 甘酒壽司飯〉

糙米……1杯
鹽麴……2小匙

B

甘酒……3大匙

米醋……1大匙

做法

〈a甘酒醬油漬鮪魚〉

①將甘酒與醬油麴在容器內混合。

②將鮪魚生魚片放進①中浸漬，放進冰箱約十五分鐘。

〈b鹽麴鮭魚〉

①將鮭魚的生魚片放進鹽麴中浸漬，放入冰箱中約十五分鐘。

〈c酒粕漬酪梨〉

①將酪梨切成半月形。

②在容器中混合A，攪拌酒團子至融化。

③將①放入②中浸漬，放入冰箱中約十五分鐘。

〈d梅味長蒴黃麻納豆〉

①撕下長蒴黃麻的葉子，切掉莖較硬的部分。

②在鍋中煮沸熱水，放入鹽。

③先將①的莖放入，過二十秒後放入葉子，汆燙約三十秒。

④用爪籬撈起後放在冷水中，接著確實瀝乾水分。

⑤用菜刀切碎④，用醬油拌勻納豆、弄散梅乾。

〈e鯖魚柚子酪〉

①瀝乾鯖魚的水分，將之解體、弄散後先放在一邊。

②擣碎堅果，將所有材料加入①中拌勻。

〈e甘酒壽司飯〉

①用水洗淨糙米，放在水中浸泡五～六小時。

②將①與鹽麴放入電鍋中，將水加入至約一杯的刻度左右（超過份量），然後炊煮。

③好後加入B，製作壽司飯。

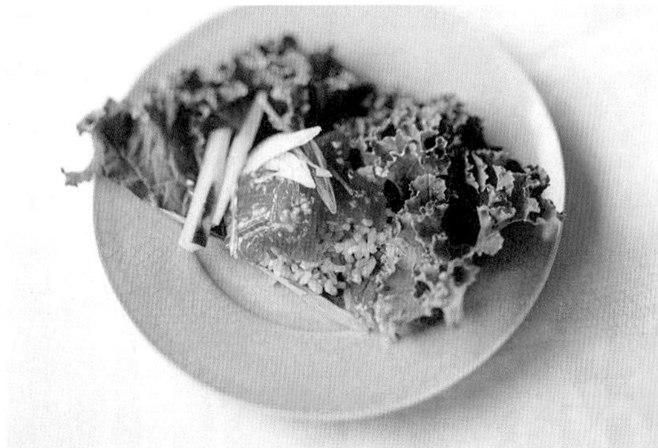

POINT

將飯與喜歡的配料．切成大小容易入口的小黃瓜、蘘荷放在羽衣甘藍上。因爲將配料的調味調得濃郁些，就減輕了羽衣甘藍獨特的苦味。即便是不喜歡吃羽衣甘藍的人，也能輕鬆入口。

滑子菇與牛蒡的鹹醬湯

材料（兩人份）

牛蒡⋯⋯⋯⋯⋯⋯½條
滑子菇（光滑環銹傘）1袋
湯汁⋯⋯⋯⋯⋯400CC
紅味噌⋯⋯⋯⋯2大匙

做法

①將牛蒡斜削成薄片後浸泡在水中。快速地用清水沖洗一下滑子菇，然後用爪籬撈起。

②將湯汁與①的牛蒡放入鍋中用中火煮，沸騰後轉小火再煮十分鐘左右。

③將滑子菇放入②中煮一～二分鐘後停火，加入紅味噌。

POINT

也可以用白味噌來取代紅味噌。即便是相同的配料，只要改變味噌，風味就會不同，請試著使用喜歡的味噌吧。

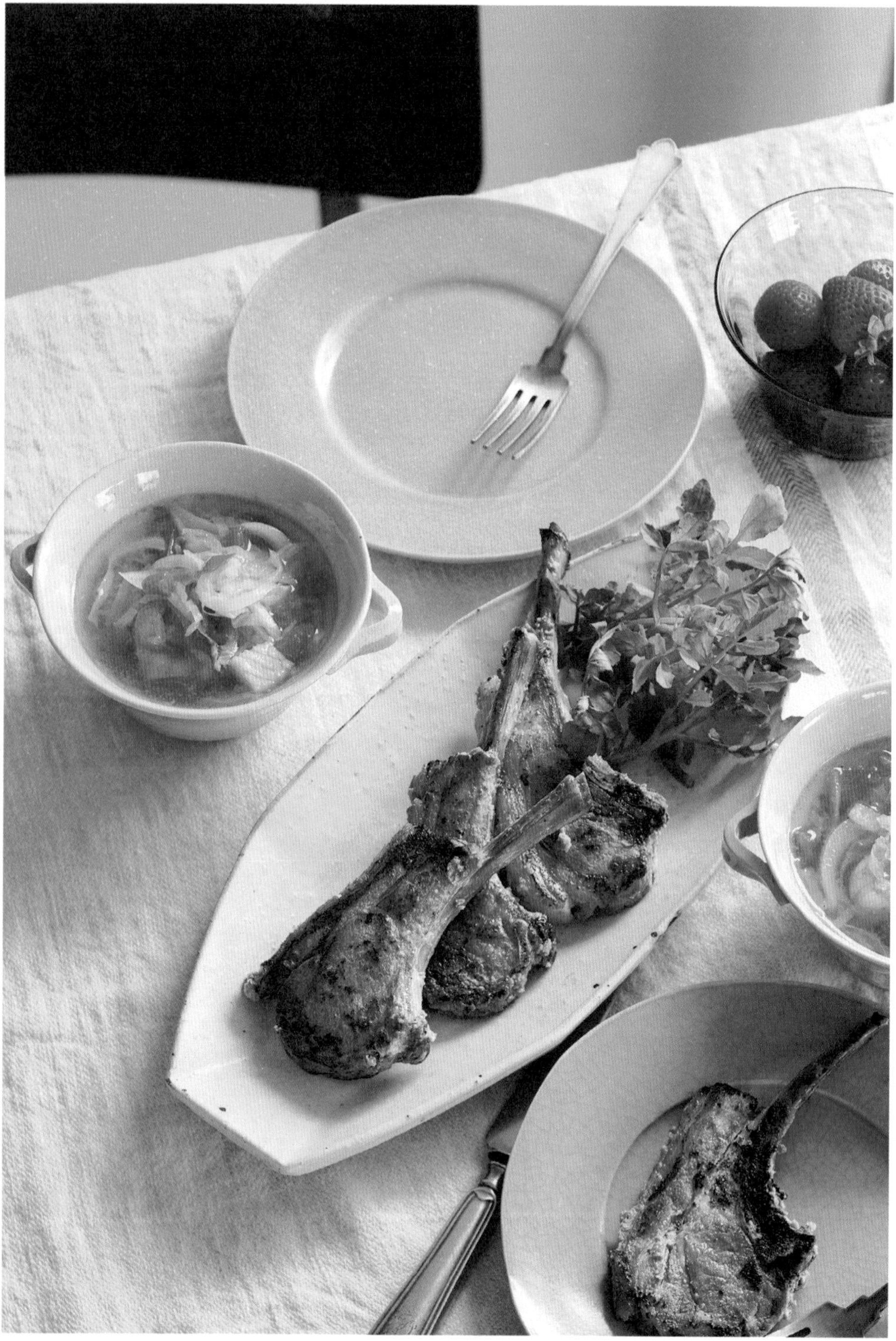

味噌優格煎羔羊排

材料（容易製作的份量）

味噌……………… 1大匙
無糖優格………… 1大匙
羔羊排…………… 4根
橄欖油…………… 1小匙
西洋菜…………… 適量

做法

①混和味噌與優格，然後將之塗在羔羊排表面，放進冰箱中冰一個小時以上。
②將橄欖油倒入平底鍋中，放入羔羊排，蓋上鍋蓋，用中火煎五分鐘。翻面，再煎五分鐘。
③將②盛到盤子上，添加西洋菜上去。

POINT

透過將羔羊排浸漬在味噌與優格中，可以消除羔羊的味道，肉質也會變軟。雖然簡單，但外觀看起來很華麗，也可以作爲有些高級的待客菜餚。

什錦海鮮與番茄德式酸菜湯

材料（兩人份）

番茄……………………中的1個
洋蔥………………………½個
大蒜………………………1片
橄欖油………………1小匙
什錦海鮮…………………1袋
德式酸菜…………………1杯
（若要自己做，可參考下頁）
白酒………………50CC
水………………400CC
鹽・胡椒……………各少許

做法

①將番茄切丁，將洋蔥、大蒜切片。
②橄欖油放進鍋中加熱，用中火炒洋蔥與大蒜。
③大蒜、洋蔥完全均勻沾上油後，將什錦海鮮與德式酸菜放入鍋中炒。
④加入白酒，使之稍微沸騰一下後，加入水與番茄燉煮約五分鐘，之後再加入鹽、胡椒。

POINT

德式酸菜那恰到好處的酸味與海鮮的鮮味很搭，適合在沒有食慾的日子中食用。使用市面販售的德式酸菜也OK。

德式酸菜

材料（容易製作的份量）

高麗菜……1顆（1公斤）
鹽……15～20克
（高麗菜量的2%）
葛縷子……1小匙
月桂葉……1片
紅辣椒……1根

做法

①除去高麗菜的外葉與較硬的內芯，切絲。
②將高麗菜轉放至圓碗中，灑上食鹽，搓揉到軟。
③將②放入保存袋中，在上方壓上約三公斤的重石。
④在常溫下發酵兩～三天。使其漸漸出水，變成黃色。
⑤在④中加入葛縷子、月桂葉與紅辣椒，將全體混勻。
⑥將⑤的汁液裝滿殺菌的保存瓶中，建議兩個星期內吃完。

第 4 章

養護好菌，變成完美肌

使用保養品或藥物，讓肌膚問題不拖延下去很重要，但防患於未然更重要。為此，我們必須關注在根本原因上。與之相關的就是常在菌。使用適合自己的養護好菌法來保持健康肌膚吧。

強韌、安定、健康美肌的法則

我所認為的美麗肌膚，是能耐得住環境變化與刺激的強韌肌膚，所以應該優先注重的是守護肌膚本來的屏障機能。而其關鍵字就是與菌平衡有關的「pH 值（pH Value）」。pH 值是用來表示酸鹼性的指標，pH 值 7 是中性，比 7 小的數字是酸性，比 7 大的則是鹼性。健康肌膚的 pH 值是保持在 4.1～5.8 的「弱酸性」。若是失衡，導致 pH 值上升，傾向鹼性的一方，肌膚就會變成容易讓棲息在上面的真菌——馬拉色菌（Malassezia）活躍起來的環境，結果降低屏蔽機能，提高長青春痘或是肌膚乾燥的風險。肌膚一旦被悶住不透氣，就會偏向鹼性的性質，因此或許也和口罩所造成的肌膚粗糙有關。首先要留意透過弱酸性的肌膚保養來穩定肌膚。

同時，以養護好菌的觀點來看，重點就是不要過度洗臉、避免使用強效的界面活性劑。健康的肌膚就是有多樣的菌保持良好平衡、安定的狀態，但若是過度洗臉、使用強效的界面活性劑，就會除去對肌膚來說是必要的菌，甚至是皮脂，有擾亂常在菌平衡的風險。

而這次，希望大家重新理解到，即便是同樣的保養品，也會有適合的人與不適合的人的原因。這也與「菌」大有關連，我會在第九十九頁做詳細的介紹。

照護青春痘該做與不可以做的事

在世界上，有許多人都很煩惱於青春痘。我經常會聽到人們說：「真的治不好」「即便治好了，又會重複復發」「不知道該透過每天的保養做些什麼」。我也看到了一項事實，那就是不斷嘗試摸索的人們都一直在做著滿是誤解的肌膚保養，或是靠自己做出判斷的治療法。在此，我想告訴大家與青春痘訣別、找回難以生出青春痘的美肌法。

首先，我將從大家沒有正確了解的青春痘基礎知識，以及與「菌」之間的關係開始說起。青春痘的正式名稱爲「痤瘡」，是一種皮膚疾病。大致上來說，青春痘的產生是與「痤瘡丙酸桿菌」以及「馬拉色菌」有關。

大家是否有聽過痤瘡丙酸桿菌的名字呢？所謂的「痤瘡（acnes）」，指的就是「青春痘」，痤瘡丙酸桿菌是作爲導致青春痘產生的相關原因菌而爲人所知。不過希望大家不要誤解，痤瘡丙酸桿菌本來並不是「壞東西」。痤瘡丙酸桿菌是一種常在菌，會生長在所有人的肌膚上，平時反而是擔任保持肌膚健康狀態一職的存在。也是在我們肌膚上製作出保濕物質的「濕潤負責人」。在容易乾燥的臉上，就有著痤瘡丙酸桿菌不足的傾向。

痤瘡丙酸桿菌平時很老實、沉穩，但在因爲皮脂或毛孔的堵塞而異常增生時，就會作惡。也就是說，「不讓其過度增生，保持適量數」是與痤瘡丙酸桿菌和平相處的交往方式。

其次是關於馬拉色菌。這種菌不是細菌，是眞菌。也就是霉菌的伙伴。馬拉色菌是會在肌膚上作惡的代表性菌。一般來說，據說後背青春痘的成因多是出自馬拉色菌。此外，它也是作爲引起搔癢與頭皮屑的脂漏性皮膚炎原因菌而知名。馬拉色菌若增加過多，就會分泌出發炎物質，因此，會引起各種各樣的問題。

基本上來說，不論是這個痤瘡丙酸桿菌還是馬色拉菌的胡鬧都會引起青春痘。可是痤瘡丙酸桿菌所引起的青春痘，以及馬色拉菌所引起的青春痘，就外觀看來幾乎都一樣，所以就連皮膚科醫師都難以分辨得出來，因此須要考量到兩方的菌種來進行照護。

那麼，要抑制痤瘡丙酸桿菌以及馬色拉菌的增加，該怎麼做呢？掌握其中關鍵的，就是同樣棲息在肌膚上「某個菌」的存在。控制好生存在肌膚上的那個菌，順利做好育菌照護，就打造難以長出青春痘的肌膚來說是很重要的。

冒出抗生素起不了作用的青春痘的原因

在介紹抑制痤瘡丙酸桿菌與馬色拉菌增生的「魔法菌」之前，我要來說明一下需要注意以及我認爲要進行的青春痘治療相關事項。那就是「抗生素」的濫用。以前我在擔任代表的KINS中獨自進行問卷調查時，有五六%的人回答說會使用抗生素來作爲應對青春痘的方法。而且不止是用皮膚科所開立的抗生素，還有人會挪用作爲感冒藥而開立的藥。

依照自己判斷來使用抗生素是非常危險的行爲。誠如之前說明過的，產生青春痘的其中一個原因就是痤瘡丙酸桿菌過於活躍，所以我們合理地會認爲要用抗生素來消滅成爲發炎原因的菌，但是其中也有著問題點以及陷阱。那就是以下的三點。

・會出現對抗生素有抗藥性的菌

有人會覺得很不可思議：「抗生素就是用來擊退菌的，卻會出現抗生素對之起不了作用的菌？」實際上，菌爲了生存下去也會一點一滴進化，擁有對抗生素的抵抗力。在調查世界上廣泛使用的「紅黴素」以及「克林達黴素」這兩種抗生素與痤瘡丙酸桿菌的關係中，有報告指出，因爲過度使用在治療青春痘上，所以產生出了有抗藥性的痤瘡丙酸桿菌。

爲了防範出現這樣的事態，使用抗生素時，一定要遵循醫師的指示。

・抗生素的副作用

抗生素不只會殺死作惡的菌，連必要的菌都會殺死。因此，肌膚及體內的菌平衡會崩壞，有引起其他問題的風險。目前已知，若將抗生素長期用來治療青春痘，也是有人會罹患陰道念珠菌。

・抗生素只能有效對抗細菌

最後就是抗生素只能有效對抗「細菌」這點。抗生素對於病毒或眞菌等無法發揮萬能的效果，是只能有效對抗細菌的藥。因此，若是長出了青春痘，即便對痤瘡丙酸桿菌有效，對馬拉色菌這種眞菌也是無能爲力的，反而有可能會白白地殺死連對肌膚來說是必要的其他菌。

若能用對地方，抗生素的力量是很大的，不用說，用來作爲各種感染症的治療，有效例子有很多。不過若用養護好菌的角度來看，我希望大家能在必要的期間、使用恰當的量就好。再重複一次，不要靠自己的判斷來使用抗生素，請務必要遵循醫師的指示。

了解自己肌膚上的菌，採用最適當的肌膚保養

不要依靠抗生素就能抑制青春痘。能克服這難題的魔法般存在，就是在第1章已經登場過的「表皮葡萄球菌」。最近它作爲「美肌菌」而廣爲人知，是要保有健康、美麗肌膚所不可或缺的優秀菌。這個表皮葡萄球菌會滋潤我們的肌膚，爲提高屏障機能、抑制作亂的菌而努力活躍著。

而且抑制失控痤瘡丙酸桿菌也是表皮葡萄球菌的工作之一。這個菌會讓存在於肌膚的甘油發酵，製造出「琥珀酸」。這個琥珀酸有抑制痤瘡丙酸桿菌增生的效果。

也就是說，要改善青春痘，重點在於讓肌膚表皮葡萄球菌維持在一定的量，壓制作亂的菌。

話雖這麼說，要控制肌膚的菌是頗困難的。原因就在於，肌膚的菌的狀態因人而異，而與之相應的最適當對策也不一樣。

例如經常會加在保養品中的保濕成分「甘油」。現今已知，這個成分會讓痤瘡丙酸桿菌增生。本來是要給痤瘡丙酸桿菌少的乾燥膚質的人多多使用，但對痤瘡丙酸桿菌較多的油性肌膚來說，反而有可能成爲青春痘的起因。

就像這樣，即便是採用同樣的保養護理，既能獲得正面效果，也會獲得負面效用。因此我認爲，要培育出難以長出青春痘的肌膚，首先就要了解自己肌膚的狀態＝知道棲息在肌膚上菌的狀態，這才是捷徑。

檢測這個的其中一個方法就是「肌膚測試」。在KINS提供的「KINS BOX」服務中，包含有能夠知道肌膚菌平衡的肌膚測驗。KINS的肌膚測驗會測量出棲息在肌膚上的總菌數，以及痤瘡丙酸桿菌、表皮葡萄球菌、棒狀桿菌（參考第一二一頁）的數量，以菌的角度來檢測肌膚狀態。接著以各種菌數與菌的平衡爲基礎，將肌膚分成六種類型，再依各自做出的問卷結果爲底本所統計出的資料，針對肌膚特徵與改善生活習慣重點給出建議。

三個規則，切斷青春痘的鎖鍊

要打造難以長出青春痘的肌膚，有件重要事項希望不論是哪種肌膚類型的人都能共同注意到。在此，我將告訴大家從今天起就能做到的自我保養三方法。

規則① 增加表皮葡萄球菌

首先是培育表皮葡萄球菌，也就是能有效抑制青春痘成因「痤瘡丙酸桿菌」增加的菌。要保持健康的肌膚，就要活用能支持表皮葡萄球菌的成分。

我推薦的成分有三種。

「乳酸桿菌／豆漿發酵液」

乳酸桿菌／豆漿發酵液指的是以豆漿爲基質（培養的養料）用乳酸菌進行發酵，之後經過濾所得的液體成分。簡單來說，就是濃縮了乳酸菌發酵力的成分，包含有二十種胺基酸、有機酸相關產物、維生素、多酚、脂肪酸、肽等菌所製造出超過四百種的有用成分。在某項研究中顯示出，透過將這些成分塗抹到肌膚上，表皮葡萄球菌的數量會增加約三・八倍。而且在另一個研究中則指出，開始使用八週後，與使用前相比較，肌膚的水分會增加約一九％，而油分則會提升約三四％。

「EC-12乳酸菌」

糞腸球菌（Enterococcus faecalis）是一種來自人類的乳酸菌。有望培育表皮葡萄球菌、增強肌膚的屏障機能。是能使得肌膚變強韌、不容易出狀況的成分。

「木糖醇」

或許很多人對它的印象都是口腔內保健，但在肌膚上它也大爲活躍。在某項研究中，調查了有木糖醇存在時，關於皮膚常在菌的增生率，結果顯示出，除了會抑制以痤瘡丙酸桿菌爲首會引起肌膚粗糙的恐怖細菌增生，另一方面也會讓表皮葡萄球菌增生。在調理肌膚的菌上，有很優秀的作用。不過，使用木糖醇時，濃度爲一％很重要。有報告指出，木糖醇濃度爲五％時，看不出表皮葡萄球菌的增生。

規則② 不要讓痤瘡丙酸桿菌增加過多

痤瘡丙酸桿菌有可能會因爲飲食習慣的紊亂而增加，所以注意飲食習慣很重要，但在此，我要一併來談外在的保養。

與先前提到增加表皮葡萄球菌的方法相反，要盡量避免以下有可能會促進痤瘡丙酸桿菌增生的成分。

「甘油」

這是自古以來就在用的一種保濕劑，也多使用在保養品中。這是能打造水潤肌的優質成分，但誠如第九十九頁說明過的，痤瘡丙酸桿菌較多的肌膚類型或油性膚質的人就須要注意。這有可能會使痤瘡丙酸桿菌增生，成爲形成青春痘的原因。應該要檢測的是甘油的搭配量。保養品成分一般標示的順序是按照含有量的多寡。在意青春痘的人，可以檢查一下成分表的上方是否寫有甘油。

「高油酸油」

有機系保養品中經常會用到，是○○種子油或○○油的成分。其實這個成分視情況不同，也會有使痤瘡丙酸桿菌增加、增加青春痘的風險。油是由各種脂肪酸所構成的。其中要注意含有高比例「油酸」這種脂肪酸的。橄欖油與山茶花油等就是油酸多的植物油。

規則③　將肌膚保持在弱酸性

原因就如同在第九十二頁說明過的那樣。

順帶一提，之前介紹過屬於培育表皮葡萄球菌成分的乳酸桿菌／豆漿發酵液是弱酸性的，在這點上也能大加利用。

從「腸道」著手，打造出水潤肌

即便改變使用的保養品或使用了藥物，青春痘仍很難治好。這時候，有很大可能性與腸內環境有關，從體內進行的對治法是必不可缺的。

飲食習慣混亂會導致腸內細菌平衡崩壞、損傷腸道黏膜的屏障機能、發生從腸內漏出老廢物質及有害物質到血管中的「腸漏」（參考第四十四頁）。從腸道漏出的老廢物質及有害物質會順著血流遍布全身，若那些物質到達了肌膚，就會成爲擾亂肌膚代謝回轉及皮脂分泌平衡的原因。

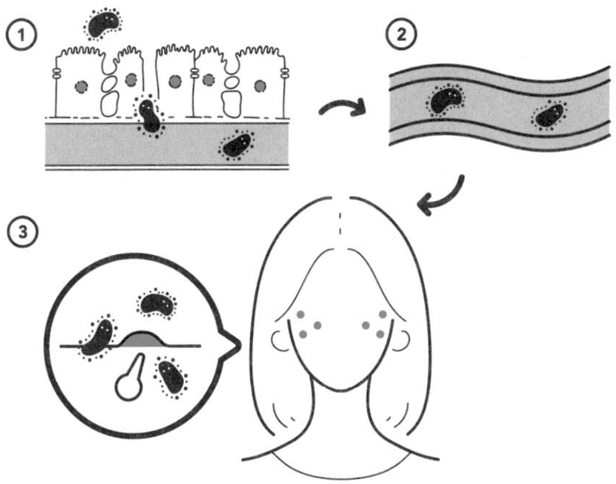

・①腸漏→②老舊廢物等順著血流流遍全身→③形成肌膚問題表現出來。

肌膚的常在菌平衡也與腸內環境有連動。腸內環境一旦紊亂，皮脂腺、汗腺所分泌出的老舊廢物內容就會改變，那些會爲惡肌膚的菌就會以此爲養料而增加＝引起肌膚問題。有便祕的人青春痘或小膿包很多，並不是偶然。也就是說，針對青春痘的內在護理，首先應該要注意到的就是不要讓腸內的環境惡化。

內在護理最重要的飲食法就如同在第3章已經說明過的那樣，但若是青春痘的情況，則要特別注意以下兩點。

・高糖分的食品

白米、烏龍麵、白砂糖、西點、果汁等。糖分能很快轉變成能量，對我們生存上來說，是必要的成分，但我們也知道，因著血糖值的上升，皮脂分泌就會提高，若攝取過多，也會是長青春痘的原因。而高糖分的飲食除了會長青春痘，也會因糖化而加速老化，容易長出斑點、暗沉，是肌膚的大敵。

・乳製品

牛奶、優格、起司等乳製品，或許給人對身體很好的印象。不過，若攝取過多，也會導致青春痘與肌膚乾燥。乳製品中含有雄激素這個男性荷爾蒙。若雄激素過多，體內的女性荷爾蒙與男性荷爾蒙的平衡就會紊亂，皮脂就容易分泌過多。想治好青春痘，就要努力盡量減少食用乳製品。

乳酸菌的力量對現有的青春痘也有效

有個菌對照護青春痘很有用，那就是「乳酸菌」。只要透過嘴巴吃進乳酸菌，就能改善青春痘，像這樣的研究結果有很多，效果也獲得了實證。很多種類的乳酸菌都被認可有那樣的效果。

那麼，我們應該從哪裡攝取這些乳酸菌呢？

首先推薦發酵食品。納豆、醃漬物、味噌等，不限於單一種類，重點是要從各種各樣的食物中去攝取。

若有人很難每天都從飲食中攝取足夠的乳酸菌，也可以活用保健食品。請試著盡量選用摻雜有許多種類的乳酸菌保健食品。

透過像這樣攝取豐富且多樣化的乳酸菌，不僅是青春痘，也可以改善排便、提升睡眠品質，有望獲得廣泛的效果。

三人中就有一人是隱性的異位性皮膚炎

與青春痘並列的主要肌膚問題就是異位性皮膚炎。伴隨著長大成人，被診斷出患有異位性皮膚炎的人減少了，但這與年齡無關，這疾病著實讓許多人感到苦惱。

我有很多機會可以和皮膚科醫師進行討論，其中，我發現了某件意外的事實。那就是到皮膚科去看診的超級乾燥肌、敏感肌、濕疹的人都疑似有隱性的異位性皮膚炎。根據日本異位性皮膚炎協會指出，日本人每三人中就有一人是容易罹患異位性皮膚炎的體質。不論是乾燥肌的人還是敏感肌的人，都不要跳過這段，請接著閱讀下去。

所謂的異位性皮膚炎，是由會伴隨著搔癢的濕疹所形成的疾病，最大的特徵就是會不斷復發。還以爲症狀緩和了，結果又再度復發濕疹……是會出現多次這種惡性循環的疾病。

爲什麼異位性皮膚炎會這麼難治呢？原因就在於有各項成因很複雜地摻雜在一起。卽便使用藥物壓抑了表現在外的症狀（濕疹、搔癢、乾燥等），若沒有解決其他的原因，就會不斷復發。異位性皮膚炎是由身體內外的狀態，也就是外部環境、天生的體質等許多要素結合在一起而發病的。

只要解開了那複雜的原因，就可以分成以下三個要素。

①遺傳性因素

第一個原因是遺傳。指的是從出生起就是容易罹患異位性皮膚炎的體質。具體來說，指的是家族中有過敏性疾病（異位性皮膚炎、花粉症、哮喘等），又或是容易製造出免疫物質「IgE抗體」（免疫球蛋白E

〔Immunoglobulin E）〕的體質。有資料指出，實際上，若雙親中有一人有異位性皮膚炎，又或者是有某種過敏性疾病，生下的孩子產生異位性皮膚炎的可能性就會提高。

而且也會影響到與肌膚屏障機能相關的「絲聚蛋白（filaggrin）」這種蛋白質遺傳因子的變異。

②免疫機能混亂

第二個原因出在身體裡，就是免疫。免疫機能本來是守護我們免受外部入侵異物的侵擾。這個免疫平衡很重要，罹患異位性皮膚炎時，就是因爲免疫過度起作用而產生了炎症。

控制這種失控的是調節T細胞這種免疫抑制細胞，若T細胞不能正常運作，就無法抑制發炎反應，並變得慢性化。

③肌膚屏障機能的惡化

第三個因素是肌膚屏障機能的低下。肌膚是隨時都與外部接觸的器官，所以具備有防止異物入侵、守護肌膚免受外部刺激的屏障機能。可是若是異位性皮膚炎患者，就會有屏障機能容易損壞的性質。填在肌膚角質細胞間隙的角質層細胞間脂質以及保持水分的天然保濕因子會減少。結果，在角質層中就會出現縫隙，形成外來的刺激以及過敏原容易入侵的狀態。若過敏原從肌膚入侵，免疫細胞就會感知到而想要對過敏原進行攻擊，將之驅逐出體外，然後在引發免疫反應的同時就會放出引起發炎的物質。這樣就會引起各種各樣的症狀。

遺傳上的因素是如天生就具備的個性。除了要接受這點，希望大家能調整免疫機能，透過提高肌膚的屏障機能來抑制並克服肌膚問題的惡化。

讓人充滿壓力的搔癢與「汗水」有關？

說起讓異位性皮膚炎患者最痛苦的症狀，就是搔癢。其實，這個搔癢與

「汗水」有關。誠如大家所知道的，汗本來是要排出體外的東西。可是若罹患了異位性皮膚炎，汗水就會變成很稠密而難以排出體外。無法排出、無處可去的汗水，會滲漏到表皮下的眞皮層去，因爲滲漏的汗，就會引起發炎、導致搔癢。其機制就是這樣的。

此外，因爲汗的分泌量減少了，肌膚就容易乾燥、屏障機能降低，提升了感染其他病原體的風險。順帶一提，有論文指出，要改善汗液的滲漏，泡腳很有效。

而且，異位性皮膚炎患者的汗水，在組成上會發生變化，與健康肌膚的汗水相較，顯示出了「葡萄糖」的成分較多。汗水中的葡萄糖若增加，棲息在肌膚上的細菌平衡就會崩壞。

異位性皮膚炎與肌膚的菌平衡

所有人的肌膚上都棲息有痤瘡丙酸桿菌、表皮葡萄球菌、棒狀桿菌等各式各樣的菌，只要調整好這些菌的平衡，據說就能維持健康。但是，在罹患異位性皮膚炎的情況下，可以看出平衡是偏向某一方的，也就是某個特別的菌有異常增生的傾向，那就是黃色葡萄球菌。這種菌是會引起食物中毒、肺炎以及腦膜炎的壞菌代表，若在肌膚上增生，也會成爲讓異位性皮膚炎症狀惡化的原因。黃色葡萄球菌會在肌膚上製造出發炎性物質、破壞屏障機能、融化角質……是很窮兇惡極的。

那麼，爲什麼黃色葡萄球菌容易在異位性皮膚炎患者的肌膚上增生呢？與之相關的，就是曾在第一〇九頁出現過的「絲聚蛋白」。一旦缺乏絲聚蛋白，就會變成讓黃色葡萄球菌容易附著、增生的狀態。

能壓制黃色葡萄球菌這款壞菌代表活動的救世主，就是同樣存在於肌膚上的表皮葡萄球菌。兩者的名字雖相似，但誠如先前跟各位說過的，表皮葡萄球菌的別稱又叫做「美肌菌」。這種菌會滋潤肌膚、加強屏障功能，是培育美麗、健康肌膚必不可缺的存在。目前已知，表皮葡萄球菌製作出的其中一種成分叫抗菌肽，它可以擊退黃色葡萄球菌，恰當地守護好肌膚菌的平衡。

利用弱酸性的肌膚保養，打造強韌肌！

一般來說，想要治療異位性皮膚炎而前往皮膚科看診時，醫師會開立外用類固醇藥物以及保濕劑〔類肝素（Heparinoid）或凡士林等〕。外用類固醇藥物是塗在肌膚上可以抑制搔癢、紅腫、發炎的藥物。異位性皮膚炎的主要症狀是濕疹、搔癢以及乾燥，所以特別針對抗發炎與保濕的這類藥物，就成了標準的治療藥。

不過單是抗發炎與保濕，在治療異位性皮膚炎上仍稍有不足的部分。之所以這麼說，是因爲異位性皮膚炎是綜合了遺傳性因素、免疫機能混亂、肌膚屏障機能惡化等因素而發病的疾病。即便在大火上灑水，也只是暫時地讓火熄下去，若處在小火仍持續冒煙的狀態下，終會再度引發大火也是很正常的。

重要的是，發炎症狀緩和後，要進行讓異位性皮膚炎症狀不再復發的肌膚保養。理想的是從外部進行的保養法，也就是修復紊亂的肌膚屏障機能。關鍵字就是肌膚的「pH值」（參考第九十二頁）。罹患異位性皮膚炎時，肌膚的pH值會上升，偏向鹼性，屏障機能會降低，搔癢等的症狀就會變得更強烈。肌膚會陷入這樣的負面循環中。

要維持肌膚的弱酸性，就請以pH值爲重點，選擇弱酸性的肌膚保養。

乳酸菌能緩和異位性皮膚炎的痛苦?!

前文有說過，「免疫機能的混亂」與內在保養大有關係。與這個免疫機能混亂有密切相關的就是「腸」。腸道內有著約七成的免疫細胞，據說是「職司全身免疫的器官」，調整腸道，就能直接調整免疫機能。

爲什麼我想要再度談論這個話題呢？因爲異位性皮膚炎患者的腸內環境就是很混亂的。根據某項研究顯示出，異位性皮膚炎患者的腸內細菌中，稱爲壞菌的梭狀桿菌（Clostridium）、大腸菌、黃色葡萄球菌等菌的比例，比健康的人還要高，與之相對，比菲德氏菌的比例則很低。要克服異位性皮膚炎，進行調整腸內細菌、消除免疫機能混亂的內在保養是非常重要的。

而說起能調整腸內細菌的方法，依舊是攝取益生菌＝活的乳酸菌這點！益生菌不僅能調整免疫機能的適恰程度，還能製造出多種成分，像是能改善搔癢的GABA、短鏈脂肪酸、抑制發炎的犬尿喹啉酸（Kynuernic acid），這些物質都能透過各種方法，爲減輕異位性皮膚炎的症狀做出貢獻，所以沒有不去利用的道理。益生菌的攝取可以與治療同時進行，請與專門的醫師討論後再進行嘗試。

而且在養護好菌時，與攝取菌同等重要的就是育菌。富含水溶性膳食纖維與寡糖的食材會成爲菌的養料，爲孩子培育出多樣的腸內細菌。不管年紀多大，透過養護好菌來調整免疫機能都是很重要的。

不論是美肌、青春痘還是肌膚粗糙，都是由菌在支配

照護青春痘的三法則

① 增加表皮葡萄球菌

乳酸桿菌／豆漿發酵液、EC-12 乳酸菌、木糖醇這三種有令人期待的效果。

② 抑制痤瘡丙酸桿菌的過度增生

盡量避免使用摻有多量甘油、高油酸油的保養品。

③ 保持肌膚弱酸性

選擇弱酸性的肌膚保養。不要清潔過度。避免使用強烈的界面活性劑。

能緩和異位性皮膚炎症狀的三個法則

① 抗發炎、高保濕的保養

抗發炎、高保濕的保養

② 保持肌膚弱酸性

不僅是青春痘，這對異位性皮膚炎的症狀也有效。

③ 調整腸內環境，消除免疫機能的混亂

攝取乳酸菌等益生菌的同時，也要吸收水溶性膳食纖維等菌的養料。

第 5 章

整頓頭皮環境，對抗頭髮的老化

此前，我們都認為頭髮變細、變少、白髮是因為年齡的增長。從三十多歲起就開始感受到這種頭髮老化的人正在增加中。要長保年輕頭髮的豐潤、光澤，現今就要開始做頭皮保養。留意能整頓頭皮環境的菌平衡，做跟臉一樣的保養。

引起頭髮問題的頭皮三角關係

「因為搔癢與頭皮屑而煩惱不已」「最近，白頭髮增加了」「感覺好像常掉頭髮」。這些煩惱是不關注頭皮就無法解決的問題。因為頭髮的煩惱＝頭皮的煩惱。

在此，我想介紹兩個研究結果給大家。第一個是頭皮狀態愈糟的人，頭髮的彈力就愈低下。第二個是關於頭皮發紅程度與白髮的比例、頭髮根數進行解析，結果確認，頭皮顏色愈紅的人，白髮的比例愈高，頭髮根數也有減少的傾向。不論是頭髮捲曲、乾枯、白髮還是掉髮，追溯其原因，根本都出在「頭皮」。

而再進一步分析，其中就與「菌」有深刻的關連性。

與頭皮健康狀態相關的是「細菌」「真菌」「皮脂」這三者。

頭皮上也和肌膚一樣，生息有無數的細菌。再溫習一次，真菌指的就是黴與酵母。對我們來說有會起良好作用的真菌，也存在有會作惡的真菌。還有由肌膚所產出的皮脂。總之，皮脂的質與量都很重要。接下來我會一一做詳盡的介紹。

・細菌

棲息在頭皮上的細菌代表就是表皮葡萄球菌以及痤瘡丙酸桿菌，還有棒狀桿菌則是棲息在腳底、腋下等有些潮濕的部分。這些菌也會棲息在肌膚上，但在頭皮的比例較高，會給人較大的存在感。其中特別會搗亂的就是棒狀桿菌。這個細菌會以皮脂爲養料而增生，平時很老實，一旦數量過多，就會成爲惡的化身。偏頗的飲食生活、皮脂、頭髮保養商品的成分、髒汙等，都可以被列舉爲是擾亂平衡的原因

・真菌

存在於頭皮的主要角色是馬拉色菌。馬拉色菌是作惡的眞菌代表種類，

也與青春痘有關。這個馬拉色菌若在頭皮上狂暴起來，也會成爲引起搔癢、頭皮屑等脂漏性皮膚炎的原因。

・皮脂

皮脂可以說是像天然保養品的東西，是保護頭皮不可或缺的存在。不過，若皮脂的「質」與「量」的平衡崩壞了，就會造成問題。「質」是由皮脂中老舊廢物等的比例來決定。「量」若增加過多，就會導致棲息在頭皮的細菌與眞菌失控。

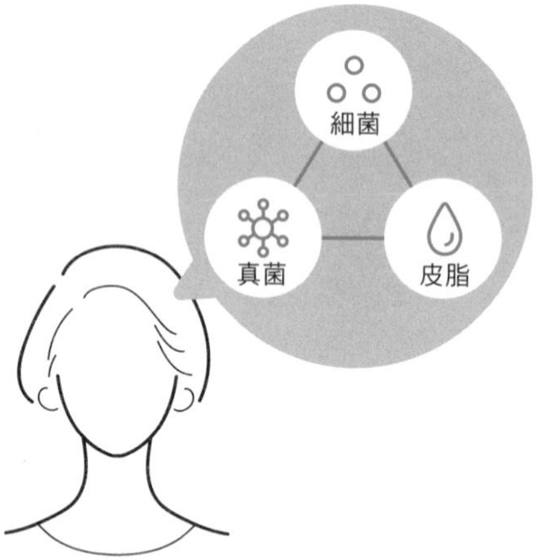

細菌與眞菌會互相影響，此外，眞菌的馬拉色菌之所以會增加，也是因爲皮脂。也就是說，「細菌」「馬拉色菌」與「皮脂」是處於三角關係。這三個因素很複雜的交錯在一起，所以若是平衡崩壞，頭皮上就會出現各種問題。

透過內在保養來控制皮脂

不論是細菌還是眞菌，其失控的原因之一與皮脂相關這點已經很明確了。因此，要預防頭皮問題的第一部就是控制「皮脂」。有效的對策有兩種。

①避免血糖值急速上升

血糖值若急速上升，就會製造出過多類似於成長荷爾蒙的物質。結果就會形成大量的皮脂。會導致血糖值急速上升的食品代表有麵包、義大利麵等白色的碳水化合物，以及白砂糖、果糖葡萄糖液糖等。

②調整荷爾蒙的平衡

若一直持續著偏頗的飲食習慣與壓力，荷爾蒙的平衡就會紊亂，皮脂就會有分泌過多的傾向。荷爾蒙平衡的紊亂也與腸內細菌有關。

應該有人會想到：「這莫非是……」沒錯。預防頭皮問題的內在保養和青春痘的是共通的。來一起解決肌膚乾燥與頭皮的問題吧。

對頭皮進行與臉相同的照護

進入正題前，我想要稍微來說明一下，菌如何與頭髮的老化相關。

其實在生長出毛髮的髮根附近存在著「菌」。髮根附近的馬拉色菌以及痤瘡丙酸桿菌若搗亂，爲了抑制它們的胡作非爲，就會發炎。一旦發炎的症狀慢性化，免疫細胞就會捨棄那個髮根，頭髮就會掉落。也就是掉髮。

其次是與白髮的關係，在此會與「活性氧」扯上關係。這個活性氧本來是我們人體內具備的一個防禦機能，但若是增加過多，就會成爲頭皮老化的原因。馬拉色菌增加的頭皮就是活性氧很多，發生了氧化。也有研究結果指出，氧化這個作用就像是會傷害重要細胞的炸彈，製造色素細胞的黑色素細胞會受到氧化的傷害，變得無法產生出黑色素。

掉髮當然也有很大原因跟遺傳有關，不過也有因爲年齡增長，使得黑色素細胞活性減弱而長出白髮這種不可抗力的部分。即便是這樣，這樣的發展多少也會受到每天生活習慣的影響，這點請大家謹記在心。

因此，以下我要介紹能預防頭皮、頭髮問題的三個重點。重要的是，不論是頭皮還是臉，都可以同樣比照辦理！

①阻斷紫外線

我們很容易忘記一點，那就是頭皮也會照射到紫外線。外出時，要像給肌膚塗上防曬用品一樣，也要對頭皮進行預防紫外線的對策。在頭皮上可以使用噴霧型的防曬用品，這點很方便。

②注意淋浴時的溫度設定

高熱溫度的淋浴會導致頭皮乾燥，而這會引致皮脂增加。淋浴時要盡量調低溫度，最好是感覺溫溫的。在不感冒的程度下，請試著刻意使用溫水吧。

③斟酌選用洗髮精、護髮產品

清洗過度的Ｗ洗臉會洗去棲息在肌膚上的必要菌，造成屏障機能紊亂，同樣的狀況也會出現在頭皮上。實際上，在很多洗髮精、護髮產品中都有使用強效的界面活性劑，那連對頭皮來說必要的皮脂都會洗去。此外，也可能會破壞構成頭髮的蛋白質、角蛋白。尤其希望大家注意的成分是十二烷基硫酸鈉（Sodium dodecyl sulfate）、十二烷基聚氧乙醚硫酸鈉（Sodium laureth sulfate）、C14-16 烯烴磺酸鈉等洗淨力強的合成界面活性劑。另一方面，在成分標示的第一行中，若是椰油醯基谷氨酸 TEA 鹽、椰油醯谷氨酸鈉等，前頭加有「椰油」的成分排列在上頭，就是使用較爲溫和的界面活性劑，推薦使用這類產品。

此外，選用洗髮精、護髮產品時，「弱酸性」也很重要。目前已知，健康頭皮的 pH 值是弱酸性，一旦崩壞偏向鹼性，頭皮的壞菌、馬拉色菌就容易活躍起來，產生出許多的過敏物質。若用鹼性的洗髮精洗髮，頭髮就會帶有負電，偏向鹼性的角質層就會展開，變得容易引起摩擦，導致頭髮不柔順或偏硬。

因應不同煩惱，聰明選用保養頭皮的商品！

接下來會依照「頭皮屑・搔癢」「乾燥」等不同煩惱，介紹效果備受期待的成分。請試著選用最先出現在各成分標示中的商品。

・頭皮屑・搔癢×抗發炎成分

頭皮屑以及搔癢就是頭皮出現發炎的訊號。若是用鏡子或照相來確認有搔癢的部分，應該會看到有發紅。這時候建議使用的成分是「尿囊素（Allantoin）」「甘草酸二鉀（Dipotassium Glycyrrhizate）」。這兩種成分有抗發炎的作用，能緩和頭皮上發生的炎症。

・乾燥×保濕

頭皮乾燥也會導致皮脂過度分泌，因此若置之不理，也會引起頭皮的問題。有效的乾燥對策是「甘油」以及「發酵成分（〇〇發酵液等）」「神經醯胺（Ceramide）」等保濕成分。甘油與負責滋潤頭皮的皮脂成分類似，容易緊貼頭皮，也能重建屏障機能。

洗完澡後，以養護好菌的視角來保養頭髮

要維持健康的頭皮、有光澤的頭髮，洗完澡後的保養中也有重點。那就是以下兩點。

① 洗完澡後，立刻吹乾頭髮

若把頭髮放著濕濕的不管，或是長時間持續因流汗而處於悶熱狀態下，最喜歡溼氣的棒狀桿菌這種菌，就容易在頭皮上增生。這個菌若增生過多，就會成爲各種頭皮問題之源。而且濕濕的頭髮角質層是打開的狀態，就會因摩擦而導致頭髮受傷。確實用毛巾擦乾後，建議用風量強大的吹風機快速吹乾。

②吹風機的溫度設定不要過高

頭髮幾乎全是由蛋白質所構成，若碰上過高的溫度，就會引起蛋白質的變質。濕潤狀態下是六〇℃。乾燥狀態下是一二〇℃。請留意吹在頭髮表面上的溫度不要超過這兩者。話雖這麼說，應該沒人會知道自己頭髮的溫度。所以選擇能設定較低溫度、搭配有頭皮（SCALP）模式的吹風機是比較實際的。

如同美麗的花是生長在營養豐富的土壤中般，美麗的頭髮也是孕育在菌平衡是很協調、健康的頭皮中。切忌認爲「還可以」這樣的大意。一旦頭髮開始老化，就要花上時間與金錢來改善。爲了常保光潤亮澤以及豐盈的頭髮，請試著重新修正現在的頭髮保養與每天的生活習慣吧。

POINT

頭髮的煩惱就靠控制頭皮的菌來解決

頭皮的常在菌

· 頭皮上，主要棲息有表皮葡萄球菌、痤瘡丙酸桿菌、棒狀桿菌、馬拉色菌等的菌。
· 以皮脂為養料的棒狀桿菌與馬拉色菌一旦增生，頭皮環境就會惡化，導致頭皮屑、搔癢、脂漏性皮膚炎，而慢性頭皮發炎則有形成細髮、掉髮、白髮的風險。
· 要整頓頭皮的菌平衡，就必須控制皮脂。

有效控制皮脂的內在保養

· 避免會讓血糖值急速上升的飲食。
· 避免混亂的飲食習慣以及壓力，調整荷爾蒙的平衡。

選用頭皮保養商品的方法

· 「弱酸性」是基本。
· 針對頭皮屑、搔癢，配合使用「尿囊素」「甘草酸二鉀」。
· 針對乾燥，配合使用「甘油」「發酵成分」。

第 6 章

敏感的口腔與陰道更需要養護好菌

連結身體內側與外側的口腔與陰道都各自保持著獨特的菌平衡。只要平衡是協調的，就能發揮自淨作用，對抗從外部入侵的菌。可是一旦平衡被打亂，就會引起各種問題。而平衡被打亂的原因，就在於我們無意識中的生活習慣。

蛀牙、牙周病、口臭都能靠養護好菌來預防

口腔中有著超過五千種的細菌，據說這數量可與糞便中的細菌數量匹敵。其中具代表性的就是蛀牙菌（轉糖鏈球菌，Streptococcus mutans）與牙周病的致病菌（牙齦卟啉單胞菌（Porphyromonas gingivalis））。這些菌一旦增生，不僅會形成蛀牙及牙周病，還會散發出如腐敗物般的病理性口臭。另一方面則是所有人都會有的生理性口臭。在唾液中含有抗菌因子，能抑制成爲口臭原因的細菌增加，但起床時或感受到壓力時等，唾液的分泌會減少，口中會變乾燥，這麼一來，細菌會活躍起來，讓口臭變強烈。這靠喝水或是吃東西就能解決。

唾液除了有預防乾燥、抗菌的作用，還有消化作用、保護黏膜作用、修復黏膜作用、再礦化作用等，是會遍巡口腔，保護其健全的英雄，但它也會受到腸內環境的影響。唾液是分泌物，所以只要腸內環境變好，唾液的成分就會改變，口腔內的環境也會改善，是很可怕的遠端操作！反之亦然，我們

每天都會吞入約一．五公升的唾液，這些唾液也會抵達腸道。很遺憾的是，也有報告指出，口腔內的細菌會帶給全身不好的影響。目前已知，牙周病患的腸內菌平衡是以壞菌占優勢，而在近年來的研究中，則有論文提出，若牙周病惡化，菌與毒素順著血流抵達腦部，就會造成阿茲海默症。我們看到有例子是，在所有人口腔中都是極爲普遍存在的肺炎克雷白氏菌（Klebsiella pneumoniae）會移動到腸內，引起腸道的發炎。

要整頓口腔內環境，每天的自我保養很重要。牙齒上黑色部分（牙垢）的細菌堆多存在於牙齒與牙齒中間，可以使用牙線或線一類的東西仔細清除。在意口臭的人，在菌容易滋生的舌頭表面可以使用專門的清潔用品，溫和地去除掉。

而養護口腔內菌的基本就是刷牙。透過定期除去會成爲菌養料的牙垢與口腔內的黏糊，就能抑制蛀牙菌等的繁殖。一天確實刷三次牙的人，腸內的念珠菌是爲數極少的。這樣大家就清楚了口腔與腸道是有直接相關的了吧。

不過在口腔中也棲息有會與惡菌戰鬥的好菌，所以要避免頻繁使用含有界面活性劑或研磨劑的牙粉、殺菌力強的漱口水。

在最新的研究中有論文指出，透過持續攝取在本書中一再提及的益生菌，就能減少蛀牙菌。雖然沒有蛀牙的世界並沒有拓展開來，但這作為其中一種預防法是很值得期待其成果的。此外，我們也找到了能改善牙周病、牙齦腫大以及牙周囊袋深淺的益生菌。

在這人生能活到一百年的時代中，或許益生菌能幫助我們實現使用自己的牙齒吃得健康又長壽，直到臨終。

「陰道」的搔癢、異味與菌平衡的深刻關係

私密處的煩惱難以與人商量，話雖這麼說，若一直忍耐不適，或是一邊覺得不舒服卻又持續至今為止的保養，或許之後將會引發大問題。陰道的問題絕不可恥，必須要學習正確的知識，做出恰當的保養。

KINS自己試做了陰道的相關問卷調查，結果如下。結果證實了這項煩惱比想像中還要大。

Q是否有為白帶的味道、陰道搔癢等陰道問題所困擾？

有七六%　沒有二四%

其實陰道的問題據說也與棲息在陰道內菌的平衡有很大的關係。各位是否有過如下的經驗？生理期時搔癢會特別強烈，或是會特別在意氣味？原因就出在生理期時，陰道內細菌失去了平衡。

陰道內的細菌「沒有多樣性」這點很重要?!

話說，陰道內細菌是比其他細菌要更特殊的存在。例如誠如第三十六頁說明過的，對腸內細菌來說，多樣性是非常重要的，愈是有各種細菌，愈是能應對不穩定的事態。不過，唯有陰道不適用這個理論。總之，陰道內細菌「沒有多樣性」才重要。陰道內存在的成員要盡可能少比較好。也就是說，在陰道中棲息的細菌幾乎都是「乳酸菌」，健康陰道內的細菌，乳酸菌占了有八成以上。而且這個乳酸菌主要也只有四種，就是捲曲乳桿菌（Lactobacillus crispatus）、格氏乳酸桿菌（Lactobacillus gasseri）、惰性乳桿菌（L. iners）、詹氏乳桿菌（L. jensenii）。聽起來很像是在繞口令吧。

腸道內據說存在有五百～一千種的菌，與腸道相比，陰道內只棲息有百分之一～兩百五十分之一種類的菌。簡直就是少數的精銳部隊。正因爲陰道內有四種乳酸菌，才能保持在壞菌難以繁殖的酸性狀態下。

陰道內棲息的乳酸菌會通過「白帶」將陰道內環境保持正常。話說回來，白帶的功用就是在防止陰道黏膜乾燥或是病原體的入侵。而白帶之所以能達成這任務，都是拜乳酸菌所賜。白帶是陰道內細胞或分泌物所製造出的東西，含有多量乳酸菌，而乳酸菌所釋出的乳酸就會將陰道與白帶變成酸性。念珠菌等許多菌無法在酸性的狀態下存活，所以能保持住陰道內的秩序。從健康陰道所分泌出的白帶味道是微酸的，正因爲其是酸性。健康肌膚的酸性度是

pH值5.5的程度，與之相對，陰道內則是4.4左右。這樣大家就知道了陰道內是酸性的情況了吧。

而這些菌平衡一旦崩壞偏向鹼性，就會成爲問題之源。陰道內的細菌平衡崩壞會是怎樣的狀況呢？例如在生理期時，陰道內的細菌平衡就會崩壞。一般來說，乳酸菌的比例都是保持在八成以上，但生理期中則會突然降低。那就是形成生理期中搔癢與難聞氣味的原因。

只要整頓好陰道內細菌的基礎，即便在生理期時，乳酸菌的比例會暫時降低，但只要生理期結束，自然就會回復。可是，若乳酸菌比例本就較低，再加上生理期等陰道內細菌平衡紊亂的因素，即便生理期結束了，乳酸菌也難以恢復平衡，陰道內細菌會產生多樣性，容易引發陰道念珠菌感染等問題。

讓許多女性苦惱的「細菌性陰道炎」

因陰道內乳酸菌比例低下，其他菌增加的結果，就會引起一種疾病——細菌性陰道炎。其症狀可以列舉的有：外陰部搔癢、白帶呈灰色、白帶的味道有如腐敗魚類等。

這是很常見的疾病，有很多感覺私密處有異樣而前去婦產科檢查的人都被診斷爲細菌性陰道炎。這疾病尤其容易發生在生理期中、生

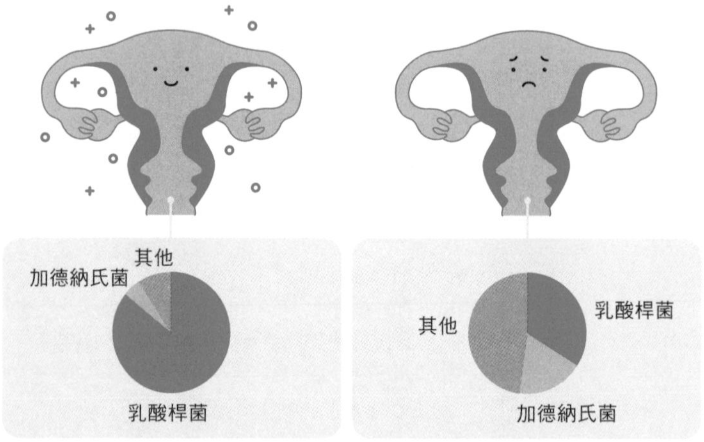

・健康陰道內，乳酸桿菌（乳酸菌）占有 8 成以上

理期結束後。

細菌性陰道炎是因陰道內菌的種類增加所引起的疾病，其中作惡的代表菌就是「加德納氏菌（Gardnerella）」。

正因爲有這個菌，才會引起搔癢與異味等不適的症狀。陰道內若有足量的乳酸菌，加德納氏菌就會變得無法附著下來，但乳酸菌的比例一旦降低，加德納氏菌就會一口氣增生。

細菌性陰道炎是很常見的疾病，但若就這樣放著症狀不管任其惡化，繁殖的細菌甚至會到達子宮頸導致子宮內膜炎，若再移動得更深入些，就會有導致輸卵管炎或骨盆腔發炎的風險。

陰道內環境會影響子宮與懷孕率

因陰道內細菌平衡崩壞而出現的問題不只有搔癢、異味等陰道的不適感，也會影響到懷孕。有研究指出，不孕症的女性有很高可能性感染有細菌性陰道炎。不僅是在陰道內，菌也存在於更深處的子宮中。不論是陰道內還是子宮內，那些菌幾乎全都是乳酸菌，即便是在子宮內，乳酸菌的比例也很重要。

在某篇論文中指出，棲息在子宮內的菌中，若乳酸菌的比例在九〇％以下，懷孕率就會降至二分之一以下。不僅是懷孕，還有研究結果指出，若陰道內的乳酸菌減少了，流產率會跳升至十倍。

其實，能正常保持陰道內細菌平衡的關鍵，仍舊是掌握在腸內細菌上。這與女性荷爾蒙的「雌激素」相關。從卵巢分泌出來的雌激素會因爲某種酵素而被活性化，透過血液抵達子宮、陰道，如此一來，棲息在陰道內的乳酸菌就會增加，因產生出的酸而使pH值變低。

這個雌激素的代謝（活性化）與調整也與腸內細菌有關。腸內細菌的平衡若混亂，雌激素就難以活性化，血液循環中的雌激素就會減少，引起陰道問題或是子宮內膜異位症、不孕等。

此外，若陰道內細菌的平衡紛亂、陰道的抵抗力降低，大腸菌等腸內細菌就會在陰道內引起感染，因爲陰道與肛門的物理上位置很近。

攝取益生菌——陰道的養護好菌

有效解決令人感到不舒服的異味與搔癢的方法，就是攝取在此再度上場的乳酸菌以及比菲德氏菌等「益生菌」。我們知道，益生菌在改善細菌性陰道炎上也大爲活躍。

在某篇論文中比較了此前以抗生素治療細菌性陰道炎與以益生菌治療的效果。結果驚人的是，比起同時投藥抗生素與益生菌，單獨攝取益生菌時，更能改善細菌性陰道炎。在這項研究中所使用到的菌，就是鼠李糖乳桿菌（Lactobacillus rhamnosus）、植物乳桿菌（Lactobacillus plantarum）等所謂的乳酸菌們。

也就是說，在將來，可以期待將益生菌（乳酸菌）用作爲一種新方法來治療細菌性陰道炎。

不過，在婦產科的治療中，會視各種情況而有不同的因應方式，所以請巧妙地配合使用抗生素。若在意因連續使用抗生素而對抗藥性菌產生影響，也可以試著和醫師商量關於益生菌的使用。

現在立刻停止這樣做！保養陰道的NG習慣

陰道和腸道一樣都位在身體裡面，但也是會接觸到外界的臟器。因此，從外側進行的保養一定要謹慎。其實在一般我們不經意會做的習慣中，有些行爲會降低陰道內乳酸菌的比例，是絕對不可以做的，那就是使用肥皂粗魯地去清洗。介意白帶或氣味時，各位是不是不知不覺就清洗過度了呢？或許，這樣做反而會讓症狀惡化。

之前說過，健康的陰道內會因爲乳酸菌的作用而保持酸性。另一方面，肥皂的性質爲鹼性，所以若是用肥皂清洗，就會破壞這個酸性的環境，讓乳酸菌所製出的細菌難以繁殖，改變成是乳酸菌難以棲息的環境。陰道內環境的平衡若是崩壞，就容易發生陰道念珠菌或細菌性陰道炎。私密處就用弱酸性的專用肥皂溫柔呵護吧。

陰道透過獨自的菌平衡將陰道內保持在酸性，擁有防止細菌繁殖的自淨作用，是很神祕的。要最大限度引出那樣的力量，除了要攝取充足的乳酸菌，同時也不要做些多餘的事去打擾菌，或許這樣才是有效的對策。

腸內細菌是母親贈與孩子的菌的禮物

在此我想與之後要成爲母親的人談談關於懷孕與菌之間的事。在懷孕中養護好菌，對於你將出世的孩子來說眞的非常重要。不論是現在正懷孕中的女性還是想著將來要有孩子的女性，都請務必參考。

再重複一次，我們的腸內每天都生存有五百～一千種，約將近一百兆個的細菌。這些菌的狀態會左右我們身體甚至是心靈的狀態，而這類腸內的細菌是在生產以及育兒過程中，從母親那裡繼受而來的。

雖然現在還不明確嬰兒初次接觸到菌的正確時間，但據說，在母親肚子裡時幾乎是處於無菌狀態的。然後生下來的瞬間，在通過產道的過程中，接觸到母親陰道內的細菌與腸內細菌，在那裡一口氣獲得了菌。之後也是在與母親相互接觸時，獲得棲息在肌膚上或棲息在口腔中的菌等各式各樣的菌，在嬰兒的腸道內積累菌。

亦卽在某種意義上來說，所謂的腸內細菌可以說是母親給予嬰兒的第一分禮物。實際上也有研究結果指出，母親與嬰兒腸道內棲息的比菲德氏菌種類構成非常相似。

尤其是懷孕中的養護好菌對過敏能發揮效果。根據厚生勞動省的調查報告指出，〇～十四歲孩童中約有四〇％都有某些過敏症狀。希望接下來要成爲母親的各位女性，都請務必在懷孕期間中就開始養護好菌，將不容易罹患過敏性疾病的體質當成禮物送給孩子。

最簡單的就是直接攝取乳酸菌等有益身體效用的菌。在二〇一七年，挪威的科學技術大學請來四百一十五位孕婦協助研究，隨機將她們分為兩組，一組為有吃乳酸菌保健食品，另一組則沒吃（安慰劑群），調查自孩子出生兩年後罹患異位性皮膚炎風險的差異。結果發現，生產前後攝取乳酸菌，能有效降低孩子罹患異位性皮膚炎的風險。另外在別的研究中，也有論文指出，在懷孕中攝取乳酸菌，對愈是容易出現遺傳性過敏症狀的家族來說愈是有效。

懷孕中的孕婦，請在與醫師諮商過後，試著攝取乳酸菌吧。

送給孩子多樣的菌當禮物

接著要來談談孩子出生後的事。誠如先前所說的那樣，孩子出生的瞬間，在通過產道的過程中，會接受到來自母親的細菌。

在那之後，能讓嬰兒腸內細菌穩定下來的就是「母乳」。這個母乳是最優秀又最強的養護好菌物質，能同時實現「攝取菌」與「育菌」兩件事。

母乳中含有育菌成分之一的「寡糖」——母乳寡醣（Human Milk Oligosaccharides）。母乳寡醣中含有多樣寡糖，不僅可以成爲比菲德氏菌的好菌營養素，也能調整壞菌的平衡、提升嬰兒免疫力。

孩童自二～三歲起，與「菌」的接觸就很重要。正因爲處在現在這樣的時代，才想要讓孩子處在注重衛生的環境中，徹底守護他們遠離菌與病毒的侵害，會這樣想也是天下父母心。不過對菌專家的我來說，卻是希望讓孩子在山林或公園等玩到滿身泥巴，碰到許多菌。

有許多菌生長在自然中。孩子透過碰上這些菌，一點一滴在自己體內貯存多樣的菌，同時提高免疫力。也就是說，若是剝奪了孩子與菌相遇的機會，腸內環境就容易變亂，升高罹患過敏性疾病的風險，這也是令人憂心的一點。

正因爲處在變化激烈、不安定的時代，才希望大家能與菌和諧共存，同時也培育出不會輸給菌的強健體魄。

透過養護好菌，交棒給未來

誠如下川先生詳細說明過的那樣，女性的私密處，有著多量的乳桿菌屬這類保持陰道內良好狀態，如守護神般的「守護菌」，因此才能保持在健康狀態。

「慢性子宮內膜炎」的觀念是最近備受關注與懷孕、生產相關的菌話題。此前人們認為子宮內幾乎是無菌狀態，但近年使用最新技術的研究表明，子宮內膜中也存在有微量的細菌。與陰道一樣，子宮內也有作為常在菌存在的守護菌，它們會將子宮內環境保持在良好狀態下。另一方面，守護菌減少，尤其是在沒有引起症狀的程度下持續著其他菌的感染時，就會發生「慢性子宮內膜炎」，那被認為有可能是成為妨礙受精卵著床，或是引起流產的原因。

正確的養護好菌不僅可以預防私密處的問題，也與懷孕、生產大有關連，甚至是會牽扯到次世代的重要習慣。

修整陰毛也有助於養護好菌

想要保持私密處清潔時，實際上經常會做錯的就是「清洗過度」。或是用強效刺激性的肥皂粗魯清洗，或是甚至以手指深入陰道內做清洗，若是這麼做，就會洗掉重要的守護菌。這麼一來，不僅陰道內的自淨作用無法起作用，也會造成陰道壁的受傷，所以要注意。此外，陰道與肛門周圍的毛髮，也就是所謂的「VIO部位」，最好能盡可能避免形成密林狀態。因為排泄物會沾附在毛髮上，或是衛生紙會形成如「紙繩狀」般附著在上面，這從養護好菌的觀點來看，都不是好狀態。

與細心保養肌膚一樣，珍重以對自己的私密處，同時關注腸內細菌，從內部進行保養是很重要的。

養護好菌會一輩子都支持著女性的健康。希望大家務必擁有並去實踐正確的知識。

竹元 葉　**Takemoto Yo**

Sowaka women's health clinic 院長，婦產科專科醫師，醫學博士。女性健康顧問。順天堂大學醫學院畢業，順天堂大學研究所修畢。歷經在婦產科醫院的工作，2019 年開設僅有女性工作人員的診療 sowaka women's health clinic。宗旨為「親近的私人醫師」，診療大範圍的各年齡層女性，目標是讓所有女性都以健康的身心活出自我。

菌所掌管的口腔與陰道狀況

口腔與菌

- 蛀牙菌、牙周病原因菌等有超過 500 種的細菌。
- 牙周病一旦惡化，菌與毒素就會乘著血流遍布全身，導致有罹患阿茲海默症等疾病的風險。
- 蛀牙、牙周病、口臭等都是菌所導致的問題。
- 保持口腔內健康的唾液成分會受到腸內環境的影響。

陰道與菌

- 陰道內細菌沒有多樣性這點很重要。
- 陰道內細菌有 8 成以上是由 4 種乳酸菌構成的。
- 健康的陰道是保持在 pH 值 4.4 左右，會排除雜菌。
- 若偏向鹼性的細菌增加了，就會造成異味、搔癢、細菌性陰道炎等的問題。
- 亂用抗生素會導致陰道內細菌平衡崩解、降低自淨作用，增加罹患陰道念珠菌感染與細菌性陰道炎復發的風險。

防範口腔與陰道問題的養護好菌法

- 不要頻繁使用摻有強效界面活性劑的牙粉、殺菌力強的漱口水。
- 不要使用鹼性肥皂粗魯清洗陰道內側。
- 攝取益生菌。

懷孕～育兒中的養護好菌法

- 懷孕中或生產前後若攝取乳酸菌，嬰兒罹患過敏的風險就會減少。
- 嬰兒在出生時會在產道獲得母親陰道的細菌以及腸內細菌。
- 母乳中含有會成為乳酸菌與菌養料的寡糖。
- 透過讓孩子接觸土地、植物等自然的育兒法，讓孩子在體內貯存多樣的菌。

第 7 章

利用「瘦菌」，順利瘦身

「我即便忍耐抑制攝取熱量卻還是會胖，可是卻也有人是吃得不少卻不太會胖的。這世界真是太不公平了。」各位是否曾像這樣怨恨過呢？其實與胖、瘦有極大相關的就是腸內細菌。從能避免吃過多、提高能量消耗的腸內環境下手，來雕塑易瘦體質吧。

會給健康面帶來不良影響的肥胖風險

「我還算有在運動，飲食量也有節制，卻慢慢地變胖了」「即便瘦下來也很快就復胖」「雖然不胖，但有隆起的小腹」。有許多女性都來找我諮商像這類的事情。很遺憾，像這樣的減重，不論持續多久，或許都抵達不了終點。各位是否忽視了身體的機制？說得更深入些，是否忽視了「菌」與「腸」的機制？

現在這時代不是以不健康的纖瘦身材爲目標，大家想要獲得的，是健康又緊緻的身型。我身爲菌的專家想給各位的建議就是，無論如何都要以養護好菌的觀點來進行健康的瘦身。

不論你是想胖還是想瘦，這個時代都會尊重所有個性。但很遺憾，事實是肥胖對健康來說會有負面的影響。全世界都有在進行肥胖與疾病相關的研究，此前已有幾萬篇的論文闡明了兩者的關連性。肥胖與其他疾病有關的原因是，脂肪組織會引起發炎。這個發炎會影響到全身，在全身搗亂。結果除了會導致高血壓或糖尿病，還會引發更切身的問題。

①新型冠狀病毒容易變得重症化

新型冠狀病毒也與肥胖相關。愈是肥胖的人，在感染新型冠狀病毒時重症化的風險就愈高。而且在別的研究中也顯示出，肥胖者感染冠狀病毒的可能性本就比較高，而與之相關的就是免疫。肥胖者的脂肪細胞會引起慢性發炎。因此，自然免疫及獲得免疫（出生後後天獲得的免疫）的作用會陷入機能不全，減弱對病毒的抵抗力。

②提高食物過敏的風險

乍看之下，過敏與肥胖似乎沒有一點關係。不過在此卻有個出人意表的連接點。過敏本就是因爲免疫機能混亂所引起，而目前已知，脂肪組織的炎症會影響免疫機能，引起機能不全。因此就會提高過敏的風險。而且肥胖也有可能會引起腸道屏障機能的損傷。

③難以懷孕

現在在積極備孕的人聽了這些內容後或許會有些吃驚。但是有多篇論文都顯示，肥胖與不孕症有關。懷孕是由卵子發育到排卵、著床的一系列流程所達成，而控制這過程的是被稱爲下視丘－腦下垂體－卵巢軸的內分泌調節系統。可是，肥胖女性的這個內分泌調節系統的控制無法順利運作，恐怕就會引起排卵障礙，容易導致不孕。

控制食慾的菌

話說回來，爲什麼人會發胖呢？先從結論說起，會肥胖除了有遺傳、飲食習慣等各種原因，同時也與腸內細菌有關。

首先我要來一一介紹表明腸內細菌帶給肥胖多大影響的知名論文。在某研究中，爲了調查腸內細菌對肥胖的影響，將肥胖體型老鼠的腸內細菌移植到了一般體型的無菌鼠*上。結果可以見到，不胖的無菌鼠食慾增加了，體重也增加了。而且在其他研究中，雖給予了無菌鼠滿是熱量的「高脂肪」飲食，無菌鼠卻沒有發胖。從這兩個研究可以得知，有一種特定的腸內細菌會導致肥胖狀態。

關鍵就掌握在腸內細菌製作出的「代謝物」上。棲息在我們腸道內的菌會分解抵達腸內的各種成分，製作出形形色色的東西。其中也有物質會透過荷爾蒙與神經系統來促進食慾。而愈是肥胖的人，製作出會增進食慾成分的菌似乎就愈多。

腸內細菌與肥胖細菌的關係不僅是這樣。會像形成是腸內細菌平衡惡化↓睡眠品質低下↓食慾增加↓肥胖這樣的流程。在某研究中顯示，若是睡眠時間不到六小時，促進食慾的荷爾蒙「飢餓素」就會增加；相反地，抑制食慾的荷爾蒙「瘦素」則會減少。睡眠不足時之所以會想吃高熱量的食物，就身體與大腦的機制來說是很自然的。

＊註：無菌鼠，在無菌的環境中，將臨產的母鼠以剖腹產方式取得無菌的幼鼠，然後以人工或是代理母鼠餵養至離乳而取得的老鼠。

增加打造「易瘦體質」的菌

那麼具體來說，該進行怎樣的瘦身法呢？世界上充斥著許多瘦身法，有調整飲食內容的、節制食量的、限制飲食時間的等等。不過，其中也有會導致肌膚問題或是其他不適的。

例如限醣減重。這只要做錯一步，就會導致復胖，反而有形成易胖身體的風險。之所以會誕生出這個減重法，本是爲了用作糖尿病患者的飲食療法，目的是透過限制醣類攝取來防止血糖值上升，以期減少體重。

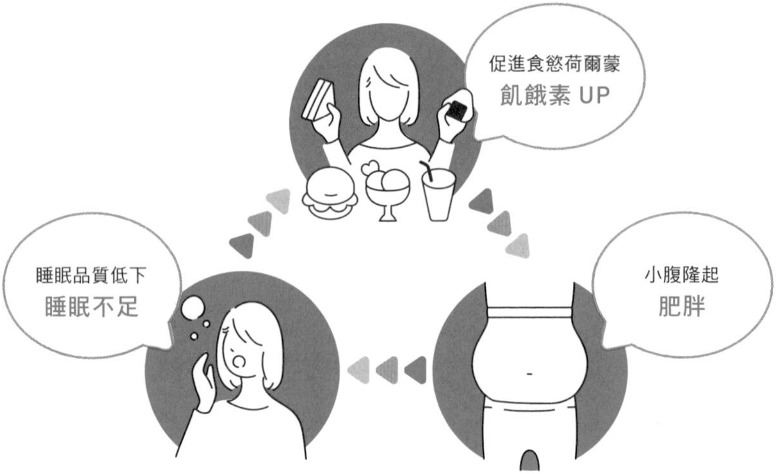

可是因爲醣類的特徵是有保有多量水分，若是限制攝取，就會同時失去醣類與水分，因爲失去了滋潤與光澤，就也會引起肌膚的老化。

而且醣類限制對日本人來說也顯示出有可能不太適合。在某研究中調查了全世界人們腸內細菌的組成。結果得知，日本人分解醣類的「菌」有比其他國家更多的傾向；而且也明確顯示出，日本人就全世界的角度來看，擁有較多的「比菲德氏菌」。比菲德氏菌也是一種以寡糖等碳水化合物爲養料的菌，對以米飯爲主食的日本人來說，或許可以說，醣類是很重要的營養素。不過，誠如在第一〇六頁中所說到過的，須要注意醣類攝取過多。不論任何事，平衡都很重要。

那麼，引起肥胖的一個原因是腸內細菌搞的鬼，但讓人瘦下來的關鍵也仍舊是「菌」。具體來說，方法就是增加腸道細菌製造的「短鏈脂肪酸」。短鏈脂肪酸是腸內細菌所製造出的一種成分，相當於醋酸、酪酸、丙酸。能讓乳酸菌、比菲德氏菌發揮效用的，也是拜短鏈脂肪酸之賜，要這麼說也不爲過。

這個短鏈脂肪酸能發揮減重效果的機制可以大致分爲兩類。

①抑制食慾

第一個效果是「抑制食慾」。腸內細菌製作出的短鏈脂肪酸從腸內出去後，會在身體中活躍。例如會對荷爾蒙起效用。在此上場的，是能增進食慾的「飢餓素」以及抑制食慾的「瘦素」（參考第一五七頁）。短鏈脂肪酸與這兩種荷爾蒙的分泌相關，能減少飢餓素的量、增加瘦素的量。因此能有效防止吃得過多。

②增加能量的消費量

第二個效果是「控制能量的消費量」這點。短鏈脂肪酸在脂質代謝上扮演著很重要的角色。不僅如此，目前已知，它還會與交感神經等神經細胞結合，活化神經與大腦，提高能量的消費。

若想要瘦身，希望大家攝取乳酸菌、增加短鏈脂肪酸，以調整成「易瘦體質」。

全世界都在關注的瘦菌真面目是？

那麼我們已經在第一五七頁說明過關於形成肥胖狀態的腸道細菌，但是在腸道內也存在有與之完全相反的「瘦菌」。其中我想來介紹希望大家關注的「瘦菌」。

・艾克曼嗜黏蛋白菌（Akkermansia muciniphila，簡稱 Akk 菌）

除了是瘦菌，同時對腸道的屏障機能來說也是很重要的菌。這是瘦菌的代表，目前已知，肥胖者的艾克曼嗜黏蛋白菌有偏少的傾向。而相反地，也有報告指出，若腸內中這個菌本來就偏多的人，在採取飲食療法時，胰島素阻抗（胰島素無法充分發揮效用的狀態）的改善效果比較容易顯現出來，於是進行了這個菌是否能預防肥胖與糖尿病的研究。

・普拉梭菌（Faecalibacterium prausnitzii）

這是製造出「酪酸」的一種酪酸菌。據說酪酸在短鏈脂肪中提高能量消費、調節食慾的效果很強大。也就是說，減重瘦身時，是很值得依靠的存在。

不過，這些菌有很多部分都還在進行研究中，從外部攝取似乎也很難，所以培育自己腸內所擁有的菌就變得很重要。關於增加腸道中瘦菌的方法，我將會在下一節中做說明。

關注腸與菌的養護好菌瘦身法

養護好菌是無壓力又健康，能瘦得漂亮的瘦身法，其基本是以下五個重點。

①將白色碳水化合物替換成咖啡色的碳水化合物。
②一週吃三次以上的蒸料理。
③把綠茶當成基本的飲料。
④早點吃晚餐，到下一次用餐時間間隔十二小時。
⑤積極攝取培育瘦菌的成分。

①～③項在前章有一再說明過了，關於綠茶要補充的是，表沒食子兒茶素沒食子酸酯（Epigallocatechin gallate，EGCG）這種成分會支援消費能量，有望有減少體重、脂肪組織的效果，有助打造易瘦體質。

「④早點吃晚餐，到下一次用餐時間間隔十二小時」也就是所謂的輕斷食。在比較一天三餐都在固定時間吃，以及一天中能用餐的時間有限制，取而代之地是會在餐與餐之間隨便吃些什麼的這兩種情況下，哪一種比較會瘦的調查中，用餐時間受到限制的情況，也就是輕斷食會獲勝。雖說是斷食，但內容卻不嚴苛。在十八點前吃完晚餐，之後，一直到明天早上都不進食，像是這樣比較和緩的做法就夠了。目的是打造充分「空腹」的時間。單只是這樣做，腸內與肥胖相關的菌就會減少，相反地，「瘦菌」就會增加。

要關注的是「⑤積極攝取培育瘦菌的成分」。培育腸內瘦菌的是菊糖型果聚糖，以及阿糖基木聚糖。能攝取到這些成分的推薦食材是牛蒡與菊芋（又名耶路撒冷朝鮮薊）。

牛蒡富含水溶性膳食纖維以及非水溶性膳食纖維，菊芋則是菊糖含有量一等一多的食材。若有在超市或購物網站看到，請務必試著購入。

關於肥胖與瘦身，試著以「菌」與「腸」爲重點來作思考吧。實際上，腸內細菌平衡良好、腸道正常活動的人，很多時候都很健康且保持著穠纖合度的身材。被認爲是心靈問題的過度飲食也與腸內環境相關這點，或許也是有些令人驚訝的。暫時限制飲食，導致搞壞身體平衡而復胖，爲了從這樣的惡性循環畢業，各位要不要開始試著來進行以菌爲優先的瘦身法呢？

若想順利瘦身，就要關注腸內細菌

瘦身與腸內細菌的深刻關係

- 調整好腸內環境的人不容易胖。
- 腸內細菌也會控制食慾。
- 纖瘦的人腸道中有很多「艾克曼嗜黏蛋白菌」「普拉梭菌」。
- 只要增加腸內細菌製造出的醋酸、酪酸、丙酸等短鏈脂肪酸，就容易變瘦。
- 攝取大量乳酸菌或比菲德氏菌，就能增加短鏈脂肪酸。

培育易瘦體質的飲食法

- 比起白色的碳水化合物，更要選咖啡色的。
- 增加蒸料理。
- 喝綠茶。
- 拉長空腹的時間。
- 吃牛蒡與菊芋來增加易瘦菌。

第

8

章

壓力與失眠
都能
靠菌解決

在最後一章中，我們要來探討的是心靈。腸與腦會相互影響，而那結果也會左右心靈。而且只要聽說約有九成的幸福荷爾蒙是在腸道內的，就會理解腸內環境與心靈的關係性。養護好菌、整頓腸道，心靈也會變得正向積極。這個方法真的非常簡單。

幸福從腸而生？腸與大腦的密切關係

「莫名感到煩躁的情況增加了」「躺上床後難以入睡」「一旦累積壓力就會吃過多……」。在匆忙的每一天中，之所以出現心情的起起伏伏，並非是你自身的問題，或許原因是出在有「第二個大腦」之稱的腸道上。

在第三十四頁已經說明過了，有著會影響腸與大腦的「腸－腦軸線」在運作。只要想一下就一定會回想起，學生時代在全班同學面前演講時會突然腹痛，或是在新環境中若是每天都持續緊張就會一直便祕。像是所有這些情況，都是腸與大腦相連接的證據。

話說回來，腸這個器官即便沒有來自大腦的指令，也會靠自己的判斷活動。這就是腸之所以被稱爲「第二大腦」的原因。而大腦與腸會在我們所不知道的地方互相影響著。壓力與不安會給腸帶來傷害，反之亦然，腸內環境的狀態也會對大腦與精神造成極大的影響。實際上有很多報告都指出，透過攝取乳酸菌來改善腸內環境，「憂鬱（心情沮喪的狀態）」的症狀就會減輕。

那麼，相距遙遠的腸與大腦是如何相互起作用的呢？其中就與「荷爾蒙」「自律神經」有關。腸與大腦是透過遍布在全身中的內分泌系統與自律神經系統這兩個網絡來互相影響的。例如精神上的壓力會促使有害的菌增加、減少有益的菌，還會導致腸內細菌平衡的崩壞，彼此間會有這樣的關係。因爲壓力而導致自律神經混亂、交感神經居於優位時，腸的蠕動就會低落，形成便祕等問題。腸的壞菌增加，導致肌膚狀況不好、免疫力低下時，就會使人心情沮喪，讓人難以擺脫這樣的惡性循環。

在此，讓我來說明一下腸與心靈的關連吧。我們放鬆時會分泌讓心情安定的神經傳導物質「GABA」與「血清素」。GABA與血清素被稱爲「幸福荷爾蒙」，若能有效運作，就能控制煩躁、保持精神平和安定。

目前，增加這些物質的方法也正在進行研究中。幾年前已得知，透過攝取乳酸菌，可以刺激「腸」內的GABA受體，促使腦內「GABA」的生產。此外，「血清素」總體的約九〇％是在腸內製作的。在腸道中合成「血清素」

時維生素Ｂ群是必不可缺的，而製作這些維生素Ｂ群的就是棲息在腸內的比菲德氏菌。

只要想一下這個連續效應就知道，透過調整好腸內環境，就有望能獲得增加可調整心靈平衡的兩種「神經傳導物質」數量的效果。引領我們獲得耐受壓力、強壯又柔韌心靈與身體的關鍵，就在腸內細菌。

只要調整腸內環境，睡眠品質也會提升

目前我們還不太清楚腸內細菌與睡眠的關係。

人在睡覺時會進行穩固記憶、調節荷爾蒙平衡以及維護保養身體。不用說，晚上睡得好，或許對健康與美容就是最好的特效藥。但我也聽到很多人說：「雖然知道，但就是睡不著。」

睡眠障礙與睡眠負債也已成了全世界的社會問題。在美國，告知說自己睡眠時間不足六小時的人占比，在十年內約增加了有三倍。而睡眠不足的人

被指出會有嗜吃碳水化合物的傾向，因此總熱量的攝取量會增加，容易變得肥胖。這就是在第一五七頁中已經說明過的飢餓素與瘦素的影響。若睡眠時間短，明顯地腸內環境也會變糟，爲改善腸內環境，就必須提升睡眠品質。

那麼大家知道一般是怎麼決定睡眠品質的嗎？負責這部分的就是由幸福荷爾蒙血清素變化而來的「褪黑激素」這個荷爾蒙的量。歸根結底，人之所以一到夜晚就會想睡，正是因爲這個荷爾蒙有確實分泌。也就是說，要提升睡眠品質，製造出大量的褪黑激素是非常重要的。

而腸內細菌愈是豐富，製作褪黑激素的能力也就愈優秀，這點也是很明確的。能迅速又簡便改善腸內細菌平衡的方法，就如我們之前一再提及的，攝取多種的益生菌，以及會成爲血清素與褪黑激素材料、含胺基酸的食品。只要攝取乳酸菌與胺基酸，讓幸福荷爾蒙與睡眠荷爾蒙大量分泌，或許每天都會感到更爲平靜。

推薦用森林浴來抒解壓力

腸內細菌的平衡若崩壞，就難以產出幸福荷爾蒙「血清素」、容易感受到壓力。而相反地，若感受到壓力，腸的活動就會變糟。因此，除了著手腸內細菌的內在保養，也希望大家學習抒解壓力的技巧。這時候若依賴酒精，就會妨礙菌。若一直滑手機或盯著平版的畫面到半夜，交感神經就會居於優位，睡眠品質就會低下。

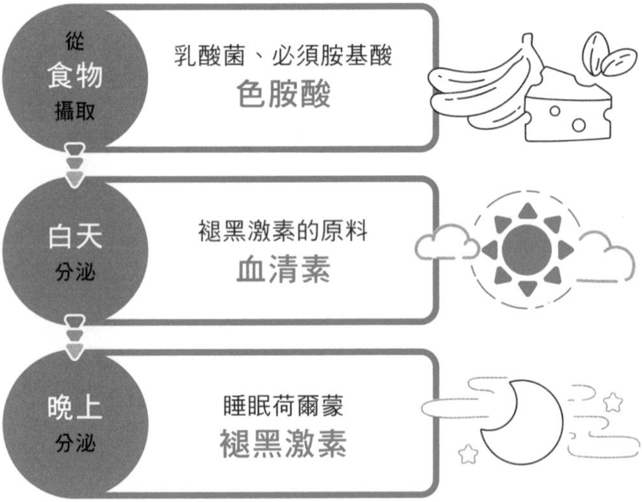

我想推薦的是森林浴。只要在森林中散步、深呼吸，就會被安穩及爽快感包圍。透過放鬆，讓自律神經的副交感神經居於優位，腸的活動就會活潑起來。這既是很好的腸活，也能養護好菌。不過，依居住的地區不同，或許也有人是難以進行森林浴的，這時候或許可以試著採用木質系的精油或擴香瓶。

POINT

調整腸內環境，幸福感就會增加

腸－腦軸線

腸與大腦會透過內分泌系統與自律神經系統相連結。

- 壓力與不安會給腸帶來傷害。
- 只要改善腸內環境，精神上也會安定下來。

心靈與腸

放鬆時，體內會分泌「GABA」「血清素」。

- 腸道中有GABA的受體，攝取乳酸菌就能促進GABA分泌。
- 血清素被稱為幸福荷爾蒙，有約幾成都是在腸內被製造出來。
- 合成血清素時需要維生素 B 群，而維生素 B 群是由棲息在腸內的比菲德氏菌所製造。

↓

腸內細菌若平衡良好，就容易感受到幸福。

睡眠與腸

掌管睡眠品質的是「褪黑激素」這個荷爾蒙。

- 褪黑激素是由血清素變來的。
- 血清素一旦增加，褪黑激素也會增加，就容易熟睡。
- 調整好腸內細菌平衡的人，製造褪黑激素的能力也很高。

↓

只要攝取做為血清素、褪黑激素材料的胺基酸，以及能調整腸內環境的乳酸菌，幸福感就會提升。

結語

在這本書中所介紹到的養護好菌法並非對症療法。從某種意義上來說是根本治療，所以要花些時間，也需要毅力。對被時間追著跑的現代人來說，「慢慢來」是挺難的，會想當下就立刻去做些什麼，這樣的心情我非常了解。

可是，花些時間養護好菌，之後就會有舒適、清爽的每一天等在前頭。肚子會很舒暢，肌膚會變漂亮，頭髮會復活成有光澤與彈性，不會煩躁，能睡得好。會一一消除一連串的不適。

這並非單純地在說只要擊退壞菌、增加益菌就可以的事。人體中約存在有一千兆個菌，因為其多樣性而保持著平衡。現代的飲食習慣與生活習慣會打亂菌的平衡，所以會造成慢性不適。這件事很重要，所以我才會不厭其煩地一說再說。

而作為養護好菌的基本，我提供了每天飲食以及生活習慣的建議，不論哪一種方法，只要稍微留意一下，應該就都能採用進現今的生活中。相較之下，已經出現症狀而前去醫院的人反而會花費更高的成本，也更花時間。

即便如此，養護好菌的觀念還沒有深入到社會上，之所以如此，是因為菌的結構很複雜。換句話說，也就是還有各種可能性。不僅是從負數到零，甚至還可以往上拉升到正數，菌的潛能就是有這麼高。

即便時代在改變，我們與菌共存的生活也不會變。而透過養護好菌整頓基礎，就能強化免疫機能，也有助打造難受病毒或環境影響的身體。

各位要隨時關注菌，帶著微笑地健康生活每一天。這本書若能助各位一臂之力就是我的榮幸。

二〇二一年十一月　下川　穰

參考文獻

第 1 章

· Qian An, High staphylococcus epidermidis colonization and impaired permeability barrier in facial seborrheic dermatitis, Chin Med J(Engl). 2017 Jul;130(14): 1662-1669.

第 2 章

· 江田証『腸内細菌の逆襲　お腹のガスが健康寿命を決める』幻冬舍，2020年

· Agata Binienda, Dietary carbohydrates and lipids in the pathogenesis of leaky gut syndrome: an overview, Int J Mol Sci. 2020 Nov;21(21):8368.

· Giacomo Caio, Effect of gluten-free diet on gut microbiota composition in patients with celiac disease and non-celiac gluten/wheat sensitivity, Nutrients. 2020 Jun;12(6):1832.

· Sandro Drago, Gliadin, zonulin and gut permeability: Effects on celiac and non-celiac intestinal mucosa and intestinal cell lines, Scand J Gastroenterol. 2006 Apr;41(4):408-419.

· Alessio Fasano, All disease begins in the (leaky) gut: role of zonulin-mediated gut permeability in the pathogenesis of some chronic inflammatory diseases, Version 1. F1000Res. 2020 Jan;9:F1000 Faculty Rev-69.

- Andrea Michielan, Intestinal permeability in inflammatory bowel disease: pathogenesis, clinical evaluation, and therapy of leaky gut, Mediators Inflamm. 2015 Oct;2015:628157.
- Chloe Terciolo, Beneficial effects of Saccharomyces boulardii CNCM I-745 on clinical disorders associated with intestinal barrier disruption, Clin Exp Gastroenterol. 2019 Feb;12:67-82.
- S Du Preez, A systematic review of enteric dysbiosis in chronic fatigue syndrome/myalgic encephalomyelitis, Syst Rev. 2018 Dec;7(1):241.
- Hiroshi Fukui, Increased intestinal permeability and decreased barrier function: does it really influence the risk of inflammation?, Inflamm Intest Dis. 2016 Oct;1(3):135-145.
- J Philip Karl, Changes in intestinal microbiota composition and metabolism coincide with increased intestinal permeability in young adults under prolonged physiological stress, Am J Physiol Gastrointest Liver Physiol. 2017 Jun;312(6): G559-G571.
- Yuji Naito, A next-generation beneficial microbe: akkermansia muciniphila, J Clin Biochem Nutr. 2018 Jul;63(1):33-35.
- Raffaele Borghini, New insights in IBS-like disorders: pandora’ s box has been opened; a review, Gastroenterol Hepatol Bed Bench. 2017;10(2):79-89.
- Philip S Schoenfeld, Advances in IBS 2016: a Review of Current and Emerging Data, Gastroenterol Hepatol (N Y). 2016 Aug;12(8 Suppl 3):1-11.
- Mark Pimentel, Microbiome and its role in irritable bowel syndrome, Dig Dis Sci. 2020 Mar;65(3):829-839.
- Lauren P Manning, Therapy of IBS: is a low FODMAP diet the answer?, Front Psychiatry. 2020 Aug;11:865.
- Eamonn M M Quigley, The Gut-Brain axis and the microbiome: clues to pathophysiology and opportunities for novel management strategies in irritable bowel syndrome (IBS), J Clin Med. 2018 Jan;7(1):6.
- Qinghua Sun, Alterations in fecal short-chain fatty acids in patients with

irritable bowel syndrome: a systematic review and meta-analysis, Medicine (Baltimore). 2019 Feb;98(7):e14513.

· Hiroto Miwa, Prevalence of irritable bowel syndrome in Japan: internet survey using Rome III criteria, Patient Prefer Adherence. 2008 Feb;2:143-147.

· K Preston, Lactobacillus acidophilus CL1285, Lactobacillus casei LBC80R and Lactobacillus rhamnosus CLR2 improve quality-of-life and IBS symptoms: a double-blind, randomised, placebo-controlled study, Benef Microbes. 2018 Sep; 9(5):697-706.

· Hanna Fjeldheim Dale, Probiotics in irritable bowel syndrome: an up-to-date systematic review, Nutrients. 2019 Sep;11(9):2048.

· Shin Fukudo, Irritable bowel syndrome and gut microbiota, 腸内細菌学雑誌. 2018; 32(1):1-6.

第3章

· 日本における大豆、イソフラボン、乳がんリスクの関係　多目的コホート研究 (JPHC Study)

· Atsushi Kurahashi, Ingredients, functionality, and safety of the Japanese traditional sweet drink Amazake, J Fungi (Basel). 2021 Jun;7(6):469.

· Mariantonella Palermo, The effect of cooking on the phytochemical content of vegetables, J Sci Food Agric. 2014 Apr;94(6):1057-1070.

· Jennifer L Kaczmarek, Broccoli consumption affects the human gastrointestinal microbiota, J Nutr Biochem. 2019 Jan;63:27-34.

· Laura Lavefve, Berry polyphenols metabolism and impact on human gut microbiota and health, Food Funct. 2020 Jan;11(1):45-65.

第 4 章

- Katarzyna Ozdarska, Diet in pathogenesis of acne vulgaris, Pol Merkur Lekarski. 2017 Oct;43(256):186-189.
- Christian R Juhl, Dairy intake and acne vulgaris: a systematic review and meta-analysis of 78,529 children, adolescents, and young adults, Nutrients. 2018 Aug;10(8):1049.
- Haoxiang Xu, Acne, the skin microbiome, and antibiotic treatment, Am J Clin Dermatol. 2019 Jun;20(3):335-344.
- Gordon W Jung, Prospective, randomized, open-label trial comparing the safety, efficacy, and tolerability of an acne treatment regimen with and without a probiotic supplement and minocycline in subjects with mild to moderate acne, J Cutan Med Surg. 2013 Mar-Apr;17(2):114-122.
- Negar Foolad, Prospective randomized controlled pilot study on the effects of almond consumption on skin lipids and wrinkles, Phytother Res. 2019 Dec;33(12):3212-3217.
- Ehrhardt Proksch, pH in nature, humans and skin, J Dermatol. 2018 Sep; 45(9)1044-1052.
- Jae Yoon Jung, Effect of dietary supplementation with omega-3 fatty acid and gamma-linolenic acid on acne vulgaris: a randomised, double-blind, controlled trial, Acta Derm Venereol. 2014 Sep;94(5):521-525.
- Friederike Fiedler, Acne and nutrition: a systematic review, Acta Derm Venereol. 2017 Jan 4;97(1):7-9.
- Yanhan Wang, Staphylococcus epidermidis in the human skin microbiome mediates fermentation to inhibit the growth of Propionibacterium acnes: implications of probiotics in acne vulgaris, Appl Microbiol Biotechnol. 2014 Jan;98(1):411-424.
- Ichiro Katayama, Japanese guidelines for atopic dermatitis 2017, Allergol Int. 2017 Apr;66(2):230-247.

· Sofie M Edslev, Skin microbiome in atopic dermatitis, Acta Derm Venereol. 2020 Jun;100(12):adv00164.

· Peter M Elias, Moisturizers versus current and next-generation barrier repair therapy for the management of atopic dermatitis, Skin Pharmacol Physiol. 2019;32(1):1-7.

· Hiroyuki Murota, Sweat in the pathogenesis of atopic dermatitis, Allergol Int. 2018 Oct;67(4):455-459.

· Tetsuo Shiohara, Sweat is a most efficient natural moisturizer providing protective immunity at points of allergen entry, Allergol Int. 2018 Oct;67(4):442-447.

· Ruixue Huang, Probiotics for the treatment of atopic dermatitis in children: a systematic review and meta-analysis of randomized controlled trials, Front Cell Infect Microbiol. 2017 Sep;7:392.

· So-Yeon Lee, Microbiome in the gut-skin axis in atopic dermatitis, Allergy Asthma Immunol Res. 2018 Jul;10(4):354-362.

· Amy S Paller, The microbiome in patients with atopic dermatitis, J Allergy Clin Immunol. 2019 Jan;143(1):26-35.

第 5 章

· Sang-Hun Song, Prevention of lipid loss from hair by surface and internal modification, Sci Rep. 2019 Jul;9(1):9834.

· G A Turner, Stratum corneum dysfunction in dandruff, Int J Cosmet Sci. 2012 Aug; 34(4):298-306.

· Maria Fernanda Reis Gavazzoni Dias, The shampoo H can affect the hair: myth or reality?, Int J Trichology. 2014 Jul;6(3)95-99.

· Sneh Punia, Aspergillus oryzae fermented rice bran: a byproduct with enhanced bioactive compounds and antioxidant potential, Foods. 2021 Jan;10(1):70.

第 6 章

· L Morelli, Utilization of the intestinal tract as a delivery system for urogenital probiotics, J Clin Gastroenterol. 2004 Jul;38(6 suppl):S107-S110.

· James M Baker, Estrogen-gut microbiome axis: physiological and clinical implications, Maturitas. 2017 Sep;103:45-53.

· A Peirotén, Bifidobacterial strains shared by mother and child as source of probiotics, Benef Microbes. 2018 Feb;9(2):231-238.

· Mitko Madjunkov, Listeriosis during pregnancy, Arch Gynecol Obstet. 2017 Aug;296(2):143-152.

· Jack E James, Maternal caffeine consumption and pregnancy outcomes: a narrative review with implications for advice to mothers and mothers-to-be, BMJ Evid Based Med. 2021 Jun;26(3):114-115.

· Pamela Ferretti, Mother-to-infant microbial transmission from different body sites shapes the developing infant gut microbiome, Cell Host Microbe. 2018 Jul;24(1): 133-145.e5.

· Kirsty Le Doare, Mother's milk: a purposeful contribution to the development of the infant microbiota and immunity, Front Immunol. 2018 Feb;9:361.

· Nour Baïz, Maternal diet before and during pregnancy and risk of asthma and allergic rhinitis in children, Allergy Asthma Clin Immunol. 2019 Jun;15:40.

· Federica Amati, The impact of mediterranean dietary patterns during pregnancy on maternal and offspring health, Nutrients. 2019 May;11(5):1098.